DES

DYSPEPSIES

HYPO ET HYPERSTHÉNIQUE

PAR

D. GARRIGUES

Docteur en médecine

PHARMACIEN DE 1re CLASSE

MONTPELLIER

IMPRIMERIE CENTRALE DU MIDI

(HAMELIN FRÈRES)

—

1896

DES

DYSPEPSIES

HYPO ET HYPERSTHÉNIQUE

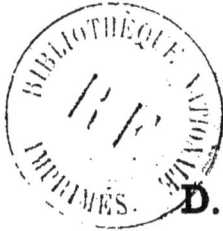

PAR

D. GARRIGUES

Docteur en médecine

PHARMACIEN DE 1re CLASSE

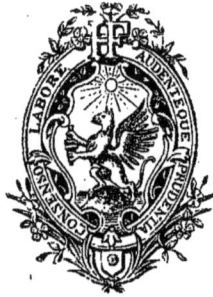

MONTPELLIER

IMPRIMERIE CENTRALE DU MIDI

(HAMELIN FRÈRES)

—

1896

AVANT-PROPOS

S'il est des affections bien étudiées pendant ces dernières années, ce sont bien celles qui vont faire l'objet de notre travail. On a multiplié les observations ; on a perfectionné les moyens d'investigation ; on a transformé l'exploration des fonctions stomacales ; de telle sorte que, lisant certains auteurs, le diagnostic de ces gastropathies semble seulement dépendre de la chimie, et peut être fait du fond d'un laboratoire, sans autre connaissance du malade.

Certes, la chimie a rendu là, comme dans toutes les questions où elle a fait son apparition, de bien grands services, et nous reconnaissons sans peine que c'est à elle que sont dus les immenses progrès dont a bénéficié la médecine moderne, mais nous craignons qu'ici on ne lui ait fait dépasser le but.

Le chimisme de l'estomac, indispensable à connaître dans certains cas, donne toujours de très utiles renseignements et doit par conséquent être pratiqué toutes les fois qu'il est possible. Mais il est des cas, où les ressources que nous avons, où la symptomatologie si bien étudiée par nos prédécesseurs, donnent des indications suffisantes pour nous éclairer ; heureusement ! car bon nombre de ceux qui souffrent des troubles de la digestion, et ils sont légion, devraient renoncer sans cela, au bénéfice d'un traitement réellement approprié.

En effet, comment feraient les médecins praticiens, qui, n'ayant ni le temps ni les moyens de se spécialiser, ne pourraient établir la valeur du suc gastrique ? Devraient-ils se désintéresser de la question et délaisser leurs malades ?

Et, en outre, combien nombreux, les malades qui se refusent absolument à se laisser passer la sonde gastrique, dans un simple but diagnostique ! Combien se refusent, surtout parmi les névropathes, à ces explorations répétées ! Et dans ces cas-là, spécialistes et non spécialistes sont bien obligés d'étiqueter le syndrome, sans passer par le laboratoire.

Notre but est de démontrer dans ce travail, en nous appuyant sur une expérience déjà longue et on ne peut plus personnelle, et aussi sur ce qui a été fait jusqu'à nous, que l'on peut établir ce diagnostic d'une façon toute clinique, et que, si le chimisme est très utile, il n'est pas indispensable, et qu'on peut, dès le début de l'affection, avant que les complications ou l'aggravation n'aient faussé les manifestations des troubles fonctionnels de l'estomac, on peut, dis-je, soigner les dyspeptiques nerveux sans y avoir recours.

Pour arriver à cette démonstration, après avoir fait en quelques mots l'historique, nous exposerons, en ce qui nous sera utile, les connaissances physiologiques sur la digestion normale, et les moyens d'examen de cette digestion. Nous étudierons ensuite les déviations de cette fonction et les signes qui y correspondent; nous comparerons ces signes avec l'état du chimisme et de la motilité, et essaierons d'établir des relations fixes, pouvant, un des deux termes étant connus, servir à trouver le second. Enfin, nous terminons par des indications générales sur la thérapeutique.

DYSPEPSIES

HYPO ET HYPERSTHÉNIQUE

I

HISTORIQUE

Sans vouloir définir la dyspepsie, ce qui a été tenté bien souvent et de façons diverses, sans grand succès, nous croyons utile de fixer le sens, qui lui sera donné dans ce travail. Nous n'en ferons pas une entité morbide toujours la même, mais un syndrome clinique, d'aspect variable, commun à une foule d'états morbides, et d'une fréquence extrême.

Jusqu'à ces derniers temps, où l'examen du suc gastrique a fait admettre par certains auteurs, des dyspepsies que l'on pourrait appeler latentes, puisqu'elles ne se manifestent que par des troubles de sécrétion (Hayem, Winter), ou par une altération du contenu de l'estomac (Bouchard, Sée), on n'admettait comme dyspeptiques, que les malades souffrant et se plaignant (Lasègue).

C'est aussi ce dernier sens que nous adopterons ; n'oubliant pas le but pratique de ce travail, nous négligerons tout ce qui a un intérêt purement spéculatif ou contesté, pour nous occuper des manifestations extérieures et des sensations douloureuses de l'acte digestif. *Tout trouble ou ensemble de troubles apparents et chroniques de la digestion stomacale, sans lésion déterminée pendant la vie, constituera pour nous la dyspepsie.*

S'il est un syndrome fréquent à notre époque, c'est bien celui qui nous occupe ; il suffit d'avoir fréquenté certaines stations thermales, pour voir combien sont nombreux les dyspeptiques, et encore n'y voit-on qu'une infime partie de ceux qui souffrent de leur digestion. L'affection croît en raison directe avec les névroses ; elle est la conséquence de notre vie de surmenage et antihygiénique, et est préparée presque toujours par l'hérédité.

Pour n'avoir pas connu le nom, les anciens n'en avaient pas moins observé la chose ; l'acte de la digestion est trop important et trop nécessaire, pour que les troubles dont elle peut être l'occasion n'aient pas, de tout temps, frappé l'attention. Ils en tiraient des conséquences proportionnées, à l'importance qu'ils attribuaient à la fonction stomacale, tâchant d'adapter les symptômes observés, à la conception qu'ils avaient de cette fonction.

Pour Hippocrate, l'acte de la digestion était une véritable coction ; l'estomac élaborait les aliments, comme la terre reçoit et transforme les sucs nourriciers. Alors les troubles observés, dépendaient d'un estomac froid ou chaud, et ils étaient eux-mêmes des crudités, des cuissons retardées (concoctio tarda), des selles crues, des rapports crus, des chaleurs pendant la digestion, etc.

Il rapportait par conséquent ces différents troubles, que nous appelons dyspepsie, à l'état de l'estomac et à son fonctionnement. Ses successeurs dans cette étude : Celse, Arêtée, Galien, acceptèrent et reproduisirent la conception d'Hippocrate, en en exagérant les conséquences. Galien surtout fit de la dyspepsie la source de tous nos maux.

« Ventriculi affectus, dit-il, facit dyspneas, apneas, epi-
lepsias, deliria, malancholiam, etc. ».

Il créa les mots bradypepsie et apepsie, voulant, par le
premier, indiquer la paresse de l'estomac et la lenteur de
la digestion, le second, le non-fonctionnement de l'estomac
et l'absence de digestion. Comme moyen terme entre ces
deux expressions, Jean de Gorris, en 1564, créa le mot
dyspepsie, ce n'était encore qu'un symptôme. Vogel, au
XVIIIᵉ siècle (1775), lui donna le sens de paresse stomacale, lourdeur de la digestion, et en fit presque une entité
morbide. C'est dans ce sens qu'il passa dans le langage
médical où il est resté, et c'est peut-être à cause de cela, que
certains auteurs lui en ont attribué la paternité. Jusqu'à
Sauvages (1768), et même avec lui, on se contenta de com-
menter et reproduire Galien, faisant de chaque trouble, de
chaque symptôme important, une affection. Sauvages augmenta
même cette tendance, il multiplia les genres et les espèces,
avec chaque symptôme isolable. Il y eut l'anorexie, la
cardialgie, la gastrodynie, les nausées, etc., qu'il divisa et
subdivisa.

Cette tendance analytique eut cela de bon, qu'elle servit à
mieux étudier les différents symptômes de ce groupe morbide,
que Cullen, le premier, en 1787, réunira sous une appellation
commune : « Le défaut d'appétit, le dégoût, le vomissement
qui survient quelquefois, les distensions subites et passagères
de l'estomac, les rapports de différents genres, une chaleur
brûlante vers le cœur, des douleurs dans la région de l'estomac et la constipation, sont des symptômes qui se rencon-
trent fréquemment chez la même personne et que l'on peut en
conséquence présumer dépendre d'une seule et même cause
prochaine. C'est pourquoi on peut la considérer comme une
seule et même maladie à laquelle nous avons donné le nom
de dyspepsie. » (Cullen, traduct. de Bosquillon, sur la 4ᵉ édi-
tion des *Éléments de médecine pratique*, Paris, 1787.)

Broussais substitua à l'idée d'affection nerveuse et de faiblesse d'estomac, admises jusqu'à lui comme causes des troubles de la digestion, l'idée d'inflammation, de lésion de l'estomac. Il confondit toutes les perturbations de l'appareil gastro-intestinal, sous la rubrique uniforme d'états inflammatoires, et détruisit ainsi la notion de dyspepsie.

Il eut le mérite de proclamer une des vérités fondamentales de la médecine: la primauté de l'estomac, dans la hiérarchie des appareils qui font vivre le corps humain, et qui peuvent aussi le faire mourir, quand ils cessent d'accomplir correctement leurs fonctions.

Mais les conséquences de sa théorie, paralysèrent toute une génération de médecins, qui ne voyant que la lésion, sans comprendre les relations qui la reliaient à la cause, se figuraient qu'elle était toute la maladie, existant par elle-même, évoluant suivant une loi fatale, cyclique ou non, et qu'elle ne pouvait pas être influencée par les moyens médicaux, d'où l'inertie et l'indifférence thérapeutique.

Le triomphe de la doctrine de Broussais, cataloguée dans l'histoire sous l'étiquette de doctrine physiologique, parce qu'elle n'avait probablement rien de physiologique, fut de courte durée. On détacha bientôt de la gastrite, certaines gastropathies, pour en faire des névralgies de l'estomac, des gastralgies (Barras, 1827); Dalmas (1836), dans le Dictionnaire en 30 volumes, alla même plus loin; il délaissa l'idée de lésion pour faire de la dyspepsie, une névrose. La question, de moins en moins claire, diminua de son importance et se perdit presque dans les gastralgies, les gastrites, etc.

Grâce à une connaissance plus exacte de la physiologie, Beau releva le rôle de la dyspepsie; il en fit une maladie très fréquente et la source inépuisable des troubles nerveux sympathiques, d'altération du sang et de toutes les dégénérescences organiques.

Avec Chomel, Nonat, Willeme, etc., on en revint à Sauvages et à ses divisions et subdivisions. D'autres réagirent vivement contre ce morcellement à outrance de la dyspepsie; tout en conservant le syndrome, ils diminuèrent les divisions, ainsi firent Monnaret, Gubler, et, plus près de nous, MM. Luton, Brochin et Raymond.

L'analyse du suc gastrique, et les nouveaux procédés d'exploration de l'estomac, bouleversèrent entièrement l'étude des gastropathies. Aux médecins allemands, revient le mérite de l'introduction dans la pratique de ces moyens de diagnostic. Ce fut plus de cent ans après les mémorables expériences de Réaumur et de l'abbé Spallanzani, sur les propriétés digestives du suc gastrique, que Leube, utilisant la pompe de Kussmaul et les siphons de caoutchouc, chercha à se rendre compte de l'insuffisance motrice de l'estomac, et des qualités du suc gastrique. Les moyens dont disposaient les premiers observateurs, étaient bien insuffisants; aussi les conclusions de leurs recherches furent-elles erronées. Ils divisèrent les dyspepsies en dyspepsie nerveuse, sans trouble du chimisme gastrique, et catarrhe de l'estomac avec altération du suc gastrique.

On ne tarda pas à s'apercevoir, que parmi les dyspepsies nerveuses, il y en avait avec altération du suc gastrique. Reichsmann décrivit l'hypersécrétion continue; Rossbach faisait connaître le gastroxynsis; Stiller, Ewald et Boas développèrent la théorie acceptée encore aujourd'hui, par beaucoup d'auteurs, admettant que les glandes normales de l'estomac retirent du sang, de l'HCl, qui, mis en liberté par le travail glandulaire, représente, avec la pepsine, l'élément actif du suc gastrique et le facteur principal, pour ne pas dire unique, de l'acidité stomacale. Il suffisait donc de mesurer l'acidité totale, puis de rechercher qualitativement l'HCl libre, pour avoir la valeur du suc gastrique. Ils complétaient par

la recherche des acides gras, par l'essai de la valeur digestive du liquide, à l'aide des digestions artificielles, par la recherche des peptones et par l'examen du pouvoir réducteur.

En France, la dilatation de l'estomac absorba toute l'attention des cliniciens : Germain Sée, Mathieu, Albarran (qui en
fit l'ectasie gastrique), et surtout Bouchard et son élève Le-
gendre, l'étudièrent successivement. Les travaux des Allemands restèrent longtemps ignorés ; mais, depuis 1888, les
recherches et les publications sur la valeur du suc gastrique,
se sont suivies sans interruption. Sée, Mathieu, Debove,
Hayem et Winter, Remond, G. Lyon, Bouveret et Devic,
Soupault, nous ont fait connaître le chimisme gastrique.

Quelques-uns, encore peu nombreux, il est vrai, ont essayé
d'établir des relations entre les troubles moteurs et chimiques
de l'estomac, et les sensations des malades. Tels sont, en Allemagne ; Reichmann, Riegel, Honnigmann, en France : Bouveret, Mathieu, Soupault, etc.

Je ne puis terminer l'historique, sans parler de l'importante
discussion du Congrès français de Médecine interne, tenu à
Lyon, du 25 au 29 octobre 1894.

Hayem, rapporteur, Bourget (de Lausanne), co-rapporteur,
Linossier, Mathieu, Sollier, Glénard, Renaut sont venus tour
à tour défendre leur théorie, sans apporter encore une solution définitive. Cet écheveau touffu que forme la somme des
connaissances acquises sur la dyspepsie, a besoin d'être dé-
brouillé ; et il ne le sera, d'après nous, qu'autant qu'on s'occupera de toutes les manifestations morbides de l'estomac, du
chimisme, de la motilité, et aussi, pour ne pas dire surtout,
de la sensibilité.

II

PHYSIOLOGIE DE LA DIGESTION

Nous ne connaîtrons bien les déviations des fonctions stomacales, que lorsque la digestion normale sera définitivement
établie. On pourra, dès lors, suivre une marche unique, dans
l'apréciation des phénomènes digestifs ; toutes les observations
seront comparables, et permettront d'établir le bilan de la fonction : d'un côté seront notés la composition et la quantité du
suc gastrique, le temps utile à la digestion, de l'autre, la nature
et la quantité des aliments digérés, et surtout le résultat final,
la valeur du chyme, but de la digestion.

Il serait encore utile de connaître, comment arrivent les aliments, après la mastication et l'insalivation, et surtout le rôle
de l'intestin après l'estomac.

Nous sommes bien loin d'avoir atteint tous ces *desiderata*,
malgré les nombreux et importants travaux de ces dix dernières années, et il est à craindre que l'on n'arrive pas de
longtemps à connaître les fonctions intestinales, ne pouvant
les étudier, que par la séméiologie et par les excreta.

Nous avons déjà vu, dans l'historique, ce que pensent la
plupart des auteurs allemands, de la fonction stomacale ; la
conception française, représentée par les théories de Hayem
et celles de Winter sur le chimisme stomacal, permettent
mieux de se rendre compte du travail de l'estomac.

Dans la séance du 26 octobre du Congrès de Lyon, Hayem
définit, au point de vue clinique, le chimisme stomacal : « C'est,
dit-il, l'ensemble des renseignements, sur la fonction chimi-

que de l'estomac, révélée par l'analyse du contenu gastrique, pendant le cours d'une digestion donnée. »

Établissons cette fonction chimique, de l'estomac à l'état normal, en nous appuyant sur la théorie de Winter.

Au repos et à l'état normal, l'estomac est vide. A la suite d'une excitation, il se produit : 1° un afflux dans les vaisseaux qui enlacent les glandes et leurs plexus, d'où par osmose exhalaison hors des vaisseaux :

De sels de sérum, spécialement de chlorures (NaCl + CaCl²) valeur T.

Ce liquide, sorti des vaisseaux et traversant les glandes de l'estomac, arrive au contact des cellules qui tapissent ces glandes, et provoque leur fonte; d'où mise en liberté des principes phosphorés (nucléine) et protoplasma.

Ces éléments phosphorés, réagissent sur les chlorures (T), produisent de l'HCl à l'état naissant, qui se combine avec les éléments organiques, qui se trouvent dans l'estomac pour faire des acides chloro-organiques, valeur C. Le HCl qui reste libre forme la valeur H, et les chlorures non décomposés la valeur F.

Cette dernière valeur F, ne peut dépasser certaines limites, qui sont établies par le rapport $\frac{T}{F} = 3$; rapport qui est donné par le calcul et l'expérience (Winter, Ac. des sciences, décembre 1889).

Si $\frac{T}{F}$ est $<$ que 3 et que l'excitation continue, la sécrétion continuera et tendra vers la « mise en équilibre du liquide » qui n'est autre que le rapport $\frac{T}{F} = 3$. Ce rapport est indépendant de la dilution du suc gastrique, c'est un avantage; mais aussi l'est-il de la quantité du suc gastrique sécrété, ce qui nous paraît un inconvénient.

Cette théorie, nous l'avons déjà vu, n'est pas admise par tout le monde. Bidder et Schmidt, Maly, etc., admettent que la dyalise de l'HCl, par les glandes stomacales est directe ; que cet acide se forme dans le sang, par l'action des phosphates acides de soude sur le $CaCl^2$. Les expériences de Voit semblent confirmer cette théorie : en supprimant les chlorures de l'alimentation, le suc gastrique contient de l'acide lactique.

Avant de terminer le chimisme gastrique, tel que l'ont conçu Hayem et Winter, un mot encore sur l'acidité totale valeur $A = H + C$.

$$D'où \frac{A}{C} - \frac{H}{C} = 1 = \alpha.$$

Si $\alpha > 1$, c'est qu'il existe des acides de fermentation.

Si $\alpha < 1$, il indique un abaissement de la valeur acide de C.

Nous croyons utile de faire remarquer que A reste la somme d'acidités bien diverses ; et que de plus C n'est même pas admis par tous les auteurs, et, dans tous les cas, on n'en connaît pas la composition.

Si, pour M. Hayem, la sécrétion stomacale est chlorurée saline ; si, pour lui, H et surtout C, sont les éléments fixes les plus utiles du suc gastrique, il n'en existe pas moins dans ce dernier, d'autres éléments utiles, la pepsine et le ferment lab des Allemands, notre présure entre autres.

La pepsine est un ferment albuminoïde, ne donnant cependant pas pour AzO^3H la réaction xanthoprotéique, elle dissout en milieu acide et à une température de 37° à 40°, la fibrine et l'albumine. Le ferment lab agirait comme la pepsine, dans les mêmes conditions de température, mais dans des milieux neutres ou alcalins ; il coagule le lait.

En présence des aliments, le suc gastrique normal se comporte différemment selon leur nature ; tandis qu'il est sans action sur les graisses, il transforme les albuminoïdes en les hydratant, d'abord en syntonine ou parapeptone de

Meissner, puis en propeptone décelable par la réaction du biuret, et enfin en peptone, dernier terme, qui est réellement l'élément utile de la digestion.

On a voulu faire des variétés de peptones, selon les albuminoïdes d'où elles dérivaient ; cette division sans intérêt, est délaissée aujourd'hui.

La peptone est soluble et diffusible, injectée dans le sang, elle ne reparaît pas dans les urines, elle est donc immédiatement assimilable par les tissus.

On n'est pas d'accord sur l'action du suc gastrique sur l'amidon ; tandis que pour certains, il suspend l'action de la ptyaline, et empêche la transformation de l'amidon en erythrodextrine, puis en achrodextrine, maltose et glycose ; pour d'autres ce dernier phénomène ne se produit qu'avec un suc gastrique hyperacide.

Le suc gastrique normal, est un liquide incolore, transparent, d'odeur fade et de saveur aigrelette. Il contient en moyenne 970 pour 1000 d'eau et 30 pour 1000 de substances dissoutes, dont les principales sont, nous venons de le voir, l'acide chlorhydrique, la pepsine, le lab ferment, les chlorures et l'acide chloro-organique.

Winter donne comme chiffres moyens, obtenus en recueillant le chyme, soixante minutes après l'administration du repas d'épreuve :

T. Chlore total   3,20 . . . . pour 1000   ⎱ Chlorurie.
F. Chlorures fixes 1 à 1,20 . . . . pour 1000   ⎰
H. Acide chlorhydrique libre . . 0,50 p. 1000 ⎱ Chlorhydrie.
C. Acide chlorhydrique combiné. 1,70 p. 1000 ⎰
Pepsine 3 pour 1000.

L'action du suc gastrique sur les aliments est heureusement modifiée par l'agitation, comme le démontre *in vitro* l'expérience de Reclam.

Certains auteurs vont plus loin, et prétendent que le fonctionnement *mécanique* de l'estomac, a certainement, au point de vue des phénomènes digestifs généraux, et de l'ensemble de la digestion, une bien plus grande importance, que le fonctionnement chimique (Bourget, de Lausane).

Malheureusement, si nous connaissons l'estomac au point de vue anatomique, si nous savons que le muscle est l'agent des phénomènes mécaniques, nous ne savons pas encore mesurer cette action, et nous ignorons aussi comment se produit l'évacuation.

Pendant que l'estomac est vide, ses mouvements sont nuls (Schiff) ou peu importants ; sous l'influence d'une excitation, il se contracte. Ce tonus permanent tant que dure l'excitation, est rythmique, et réparti sur tous les points de l'estomac.

Il existe en outre, un mouvement d'ensemble destiné à brasser les aliments, et les promener dans toute l'étendue de la cavité. Quant à la direction de ces mouvements, on est bien loin de s'entendre : Pour Beaumont les aliments décriraient un cercle complet, en suivant les bords de l'estomac. Laborde admet une succession d'ondes péristaltiques et antipéristaltiques ; Hoffmeister et Schutz, des contractions périodiques toujours dirigées du cardia au pylore.

Colin dit que les contractions, variant d'un animal à un autre animal d'espèce différente, ne sont pas connues chez l'homme.

Les opinions sur l'évacuation de l'estomac sont aussi variables :

Wundt attribue au pylore une faculté d'élection, permettant d'apprécier l'état du contenu de l'estomac, et de se relâcher, au moment où le contenu est suffisamment liquide, il remplirait l'office de portier, et se rapporterait ainsi à son étymologe (πυλορος).

Brinton admet que les aliments suffisamment divisés, passent à travers l'étroit défilé, formé par un épaississement de la tu-

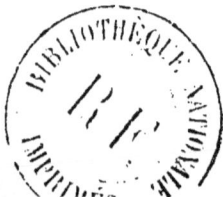

nique transverse, poussés par l'énergie des contractions stomacales.

Bastianelli, Gallois, Hirsch, admettent que les aliments,
passent par le pylore à mesure qu'ils sont liquéfiés, et que ce
passage peut commencer dix minutes après leur ingestion.

Au contraire, Richet, Schutz et Hoffmeister, Oppenheimer,
pensent que la sortie du chyme, se fait en masse et par une
seule ondée, au moment où l'estomac termine ses contractions,
le pylore s'ouvrirait.

Ewald et Boas prétendent, que c'est l'acidité croissante du
suc gastrique, qui provoquerait cette ouverture.

On n'est pas plus d'accord, sur la durée de la digestion d'un
repas ordinaire : pour les uns, l'estomac normal serait libre
trois heures après le début du repas ; pour les autres (Riegel),
il faudrait cinq heures. Leube va même jusqu'à sept heures.
Cette différence d'opinion, dépend du manque d'unité dans les
observations.

Il est certain que, quoique normale, la durée de la digestion,
dépend de la nature et de la quantité des aliments, de la valeur
motrice du muscle gastrique, et aussi et surtout de la manière
dont se fait l'innervation.

Mais encore nous sommes bien empêchés, d'évaluer cette
innervation, nous savons qu'elle est due au pneumogastrique
surtout, et au grand sympathique, anastomosés entre eux
pour former le plexus solaire. On connaît la division de ce
plexus, on sait qu'elle forme, dans l'épaisseur des parois de
l'estomac, les plexus secondaires d'Auerbach et de Meissner,
qui donnent des filets nerveux, auxquels sont accolés, et cela
aussi bien dans la muqueuse que dans la musculeuse, des ganglions microscopiques.

Golgi, puis Caparelli, prétendent même avoir vu la terminaison de fibres moniliformes entre les cellules, ou s'anasto-
mosant entre elles ; et Navalichin a trouvé la terminaison des

cylindre-axes dans des granulations réfringentes, contenues dans les cellules, granulations que Langley aurait décrites ; comme pepsinogènes.

Mais il manque la confirmation de ces découvertes, et il reste beaucoup à faire, pour la physiologie de cette innervation.

Comme la plupart des fonctions de la vie végétative, nous n'avons conscience de la digestion, que lorsqu'elle est anormale, mais alors la sensibilité de l'estomac s'exalte, et peut être la cause de douleurs insupportables, ou provoquer d'autres phénomènes réflexes, qui serviront au diagnostic, dans la pathologie.

Pour être obtuse, la sensibilité de l'estomac normal n'est pas nulle ; la muqueuse paraît sensible au chaud et au froid.

Par contre, elle est douée d'une très grande sensibilité réflexe : toute excitation de la muqueuse, qu'elle soit thermique, électrique ou purement mécanique, provoque l'apparition, du suc gastrique et des mouvements, proportionnels l'un et l'autre à l'intensité, et à la durée de l'excitation.

C'est au pneumogastrique, que paraît due l'excitation de ces fonctions, il préviendrait en même temps, le bulbe et le cerveau, des impressions reçues par la muqueuse.

Le rôle du grand sympathique est moins bien déterminé, il agit comme modérateur de la motricité, et peut-être de la sécrétion.

L'influence de ces deux nerfs, ne se fait sentir que par l'intermédiaire des ganglions.

III

SÉMÉIOLOGIE

En passant de l'acte physiologique, que nous venons d'étudier, à la pathologie, nous nous arrêterons aux signes qui marquent cet acte pathologique, et nous indiquerons les moyens que nous avons de les apprécier. Nous insisterons surtout, sur la description des signes et moyens adoptés, dans la pratique courante et dont nous nous servirons plus tard, pour établir notre diagnostic, et corroborer notre thèse.

Toujours clinique, nous commencerons par les signes fournis par l'interrogatoire, puis par l'exploration externe, enfin par l'exploration interne.

Mais avant, je dois bien établir cet axiome : ce qui dominera dans cet examen que nous allons faire, c'est le manque de concordance, entre les signes et la lésion, entre la maladie et ses manifestations ; le malade réalise la maladie à sa façon, par conséquent nous n'oublierons pas qu'avant la pathologie existe la clinique. Aussi n'attribuerons-nous à chaque signe en particulier, pour si important qu'il paraisse, qu'une valeur relative, l'ensemble nous donnera plus de certitude, mais toujours en les subordonnant, à la manière d'être du malade.

I. Troubles fournis par l'interrogatoire. — A. Troubles de l'appétence. — L'appétit peut être : 1° augmenté, 2° diminué, même aboli, 3° perverti. La soif est plus souvent exagérée, elle peut cependant subir les mêmes variations que la faim.

1° Rarement l'appétit reste normal, l'augmentation de la faim est assez fréquente, et d'autant plus pénible que la plupart des malades, craignant les conséquences d'un repas trop copieux, n'obéissent pas à cette fringale. Pour certains l'attente du repas est pénible et provoque des malaises, des vertiges, de l'abattement ; aussi, ne pouvant y résister, quelques-uns essaient de tromper la faim, en multipliant le nombre des repas, picorant sans cesse et sans choix. Pour certains cette fringale est vite apaisée, d'autres la conservent pendant tout le repas ; pour d'autres enfin elle n'est jamais satisfaite et dégénère en boulimie. Le besoin se transforme en ordre impérieux, qui, s'il n'est pas satisfait, amène des vives souffrances. Généralement, l'augmentation d'appétit s'observe chez les hypersthéniques, mais elle n'est pas rare chez les hyposthéniques.

L'exagération de la soif est aussi pénible ; si elle se fait sentir en mangeant, ou peu après le repas, elle s'adresse à des hyposthéniques, et seulement au début de leur affection, au contraire, trois ou quatre heures après, c'est souvent une indice d'hyperacidité.

2° Plus souvent, surtout dans nos climats et dans l'été, il y a de l'anorexie, elle s'observe surtout chez les déprimés, les hyposthéniques ; ce manque d'appétit, variable avec les malades, peut aller jusqu'à la répugnance absolue pour les aliments.

3° Parfois, surtout chez les chlorotiques et les hystériques, il y a perversion, caprice dans l'appétence, il y a, pour employer les termes techniques, *malacia* et même *pica*.

B. DOULEUR. — La douleur est un des symptômes les plus constants et les plus importants, quelquefois même le seul, servant au diagnostic de la dyspepsie, telle que nous la considérons. Elle est, comme les autres symptômes, variable, peu proportionnelle à l'affection, et dépend beaucoup des malades. Elle varie dans sa localisation, dans son acuité, dans le moment de son apparition.

Il suffit d'avoir vu quelques malades, pour savoir avec quel luxe d'expressions ils la dépeignent, quelles appréhensions elle fait naître (surtout chez les névropathes), quelles précautions ils prennent, pour vous en laisser explorer l'emplacement.

Tantôt c'est la sensation de battements, d'une piqûre, d'un poids, d'une compression, d'un étau, d'un étouffement; tantôt c'est une cuisson, une brûlure, comme un fer chaud qu'on promènerait dans l'estomac; tantôt c'est la douleur transfixive, ce sont des épingles ou un glaive, qui traversent l'estomac ou la poitrine; quelquefois ce sont des crampes qui tenaillent l'estomac, qui torturent le patient.

La localisation n'est pas moins variable, elle se fait souvent et surtout au creux épigastrique, mais des irradiations, variables dans leur direction, ne sont pas rares; tantôt sur le sternum au niveau des mamelons, tantôt au-dessus du sein gauche ou sur les épaules, sur l'omoplate, principalement à la pointe, surtout pour les personnes qui sont obligées de se plier, d'incliner le haut du corps sur l'abdomen, soit pour coudre, soit pour écrire, etc. C'est alors l'indice de réplétion de l'estomac chez un hyposthénique. Rarement la douleur du dos correspond, dans un point diamétralement opposé, à celle de l'estomac ou de la poitrine, c'est le contraire qui se produit pour les lésions organiques.

Le moment de leur apparition, pour être aussi variable, est d'une bien plus grande valeur diagnostique: tantôt elles sont fortes et apparaissent au moment même du repas, au passage des aliments (lésion du cardia) ou à la fin du repas (lésion du pylore); tantôt, apparaissant à la même période, elles sont l'indice d'une hypersensibilité. Tantôt, variables d'intensité, elles apparaissent un quart d'heure, une demi-heure, une heure après les repas (hyposthéniques) ; ou par crises et trois, quatre heures et même un peu plus après les repas (hypersthéniques).

La douleur est-elle due à l'état de la muqueuse, à la nature de la sécrétion, à la distension des parois de l'estomac, à une névralgie ou même à une névrite du nerf vague? ou seulement à une exagération de la sensibilité de la muqueuse gastrique? Toutes ces hypothèses ont tour à tour été admises ou rejetées. Nous admettrons, nous, que toutes peuvent être vraies, que plusieurs, même, peuvent se réunir, mais, ce qui domine, c'est l'impressionnabilité du malade, et, ce qui le prouve, c'est la variabilité, le manque de proportion entre le symptôme et l'état morbide.

C. VOMISSEMENT. — Moins fréquent que les troubles de l'appétence et la douleur, le, vomissement, présente la même diversité, mais il est presque toujours plus grave. Il présente à étudier : 1° le moment de son apparition ; 2° la façon dont il se produit ; 3° sa fréquence ; 4° la nature des matières vomies.

1° Comme la douleur, mais moins que pour elle, le moment d'apparition a une réelle importance, et la même signification. Les vomissements survenant pendant, ou immédiatement après les repas (surtout s'ils sont sanglants) dépendent d'une lésion organique ou d'une hypersensibilité de l'estomac ; un quart d'heure, une demi-heure, une heure après, ils indiquent, en général, un hyposthénique ; trois, quatre heures, cinq heures après, un hypersthénique ; le matin, au lever, selon les matières rendues, ou une dilatation ou une gastrite.

2° Rarement faciles, sans nausées prémonitoires, ne fatigant pas le malade, et lui permettant de manger immédiatement après ; plus souvent pénibles, difficiles, douloureux, précédés de bâillements, de pâleur de la face ou de congestion, d'efforts très fatigants, et laissant un accablement, une fatigue générale, qui contribue à aggraver l'état du malade.

3° Quelquefois uniques, amenant un soulagement immédiat, ne réapparaissant qu'au repas d'après ; ils sont provoqués ou facilités, dans ces cas-là, par le patient pour être plus vite débarrassé de son malaise. Plus souvent fréquents, tenaces, venant à tout propos, mais irrégulièrement, pouvant manquer après plusieurs repas, cédant difficilement au moment où ils se produisent, les premiers peuvent être aussi dangereux à cause de leur constance et de la dénutrition qui les suit.

4° Les vomissements sont : ou alimentaires, ou muqueux, ou sanglants, ou même ils se font à vide.

Les aliments ne sont pas modifiés, si les vomissements suivent de près les repas, tout au plus sont-ils mélangés à des mucosités, à moins qu'il n'y ait lésion organique, et dans ce cas, ils peuvent être sanglants ; arrivant un peu plus tard, les aliments sont plus divisés, plus imbibés de mucosités et de suc gastrique ; enfin, trois ou quatre heures après leur ingestion, s'ils surviennent, ce qui est le cas le plus fréquent chez les hypersthéniques, les albumines sont dissoutes, tandis que le pain et les légumes sont à peu près intacts et mélangés à une grande quantité de liquides ; ils produisent la gastrorrhée, si les liquides noyent les aliments et s'ils se reproduisent souvent. Quand ils surviennent sept ou huit heures après le repas, le matin au lever, les aliments sont plus ou moins digérés, mais presque toujours accompagnés d'une brillante flore, cause de fermentations dont l'odeur nous avertit, et que la chimie détermine. Dans ces cas-là, on a affaire ou à des hypersécréteurs continus ou à des dilatés.

Si les vomissements sont muqueux, ils sont en général très pénibles, précédés d'efforts, de nausées ; s'ils se reproduisent dans le courant de la journée, il décèlent en général une grande irritation ; s'ils surviennent le matin au lever, il sont mélangés à de la bile, à la pituite et indiquent presque toujours une gastrite, soit celle des fumeurs, soit celle des alcooliques, etc.

Les vomissements sanglants, indiquent une lésion et ne nous intéressent pas.

Les vomissements à vide sont les plus pénibles, les efforts se répètent, tous les muscles qui contribuent au vomissement se contractent, se tétanisent même, et restent après la crise, longtemps douloureux.

On doit toujours observer, et mieux analyser, comme nous le verrons plus loin, les matières vomies ; le résultat donne des éclaircissements toujours utiles.

D. ERUCTATION. — PYROSIS. — Nous étudierons ces deux signes après les vomissements, parce que le premier n'est, si nous pouvons nous exprimer ainsi, qu'un vomissement gazeux, le second est un vomissement incomplet et à caractères spéciaux.

Chez les hyposthéniques ou les dilatés, l'estomac, ayant atteint les limites de sa distention, se débarrasse de son contenu gazeux (air ou gaz de fermentation), par le cardia, en se contractant violemment.

Chez les hypersthéniques, au contraire, il peut y avoir des éructations sans distension ; simplement des spasmes de la tunique musculaire produits par irritation. Chez ces derniers, ces éructations se produisent quelquefois par crises, trois ou quatre heures après le repas, au même moment où nous avons vu se produire et les vomissements, et les crises douloureuses.

Dans le pyrosis, la régurgitation est liquide, glaireuse, peu abondante, toujours acide, contenant quelquefois des parcelles alimentaires, imbibées du liquide régurgité ; elles sont âcres, franchement acides ou avec un arrière-goût d'œuf pourri. Dans le premier cas c'est à l'HCl, qu'est due l'acidité, et c'est un caractère de l'hypersthénie ; dans le second, c'est aux acides de fermentation, acide lactique, carbonique, sulfhydrique, et c'est un caractère de stagnation, soit qu'elle se produise chez un dilaté, ou chez un hyposthénique.

Dans tous les cas, ces régurgitations, qui peuvent ne pas arriver jusqu'à la bouche, s'accompagnent d'une cuisson très vive, d'une véritable brûlure, commençant au niveau de l'epigastre, remontant le long de l'œsophage, et arrivant jusqu'à l'isthme du gosier.

Comme pour la douleur, plusieurs interprétations ont été données de cette cuisson. Les uns l'attribuent à l'acidité, les autres à une hypersensibilité de la muqueuse ; nous croyons que l'une et l'autre interprétations sont bonnes et qu'elles se prêtent mutuellement appui.

E. Sensations réflexes. — D'autres sensations, d'autres malaises, accompagnent les troubles de la digestion, et sont dévoilés par l'interrogatoire ; tels sont : la céphalalgie, la somnolence après les repas, les vertiges particuliers si bien décrits par Trousseau (Vertigo a stomacho læso), la constipation, etc., etc. Tous ces symptômes nous seront utiles ; ne demandant pas de développements spéciaux, ils seront étudiés avec la classe de dyspepsie, à laquelle ils appartiennent.

II. **Exploration externe**. — Cette exploration a augmenté d'importance, depuis que F. Glénard a signalé l'influence des troubles statiques, des viscères de l'abdomen, sur les gastropathies ; elle est facile et ne réclame l'usage d'aucun instrument spécial.

Pour la pratiquer, le malade est placé dans le décubitus dorsal, les muscles abdominaux aussi relâchés que possible ; la flexion des jambes sur les cuisses et des cuisses sur l'ab-

domen, n'est susceptible à aucun degré, de relâcher les muscles de la paroi abdominale. Pour une exploration profonde,
la position assise, le corps légèrement incliné en avant, convient très bien.

En cas de contraction des muscles, l'examen dans un bain
chaud, réussit à amener le relâchement; le séjour dans la salle
de sudation, après une douche tiède, rend les mêmes services.

Nous adopterons l'ordre suivant pour cette exploration :
inspection des parois abdominales, et principalement de la
région épigastrique, suivie de la palpation, puis de la percussion et enfin des succussions.

INSPECTION. — A. *Gonflement de l'estomac.* — Si la simple inspection, ne permet pas de se rendre compte du gonflement de l'estomac, ce qui est rare, on doit pratiquer l'examen de la région épigastrique à jour frisant. On ne confon-
dra pas ce gonflement avec une distension intestinale, ni avec
la dilatation gastrique, nous verrons plus loin, ce qui les différencie.

Le gonflement, à moins qu'il n'apparaisse après un repas
trop copieux, et c'est simplement alors un signe de réplétion,
est l'indice de l'atonie du muscle gastrique, du relâchement de ses fibres et se produit chez les hyposthéniques ; il
apparaît dans ce cas pendant le repas, ou très peu après. Un
obstacle siégeant au pylore, et empêchant l'estomac de se vider produit plutôt une dilatation.

Avec les ballonnements excessifs, l'estomac est refoulé sous
le diaphragme ; il rétrécit la cavité thoracique, gêne les fonctions respiratoires et la circulation, et peut amener des troubles plus ou moins prononcés.

B. *Mouvements de l'estomac.* — Dans des cas assez rares,

à travers les parois abdominales amincies et distendues, on a pu voir les mouvements de l'estomac, ses contractions ; de véritables ondes péri et antipéristaltiques (Kusmaull). C'est un signe d'hypersthénie, ou d'obstacle du pylore chez les dilatés nerveux.

Les mouvements de l'intestin sont moins indicatifs pour nous.

C. *Relâchement des parois du ventre.* — Un ventre retombant sur les flancs, dans le décubitus dorsal ; en bas et en avant, comme un sac demi-plein dans la station debout, indique l'entéroptose si bien étudiée par Glénard.

PALPATION. — Permet de différencier les dyspepsies des lésions organiques ; dans les dyspepsies, la sensibilité est plus diffuse, et rarement localisée en un point unique, on ne perçoit pas de tumeur. Elle permet de pouvoir résoudre, une contraction du ventre supérieur, du grand droit de l'abdomen, chez un arthritique dyspeptique, et la différencier d'une tumeur de l'estomac.

La palpation fait percevoir, au creux épigastrique, ces pulsations si désagréables, transmises à travers le diaphragme tendu, et l'estomac distendu, faisant l'office d'une caisse de résonnance, qu'il ne faudrait pas confondre, avec un déplacement de la pointe du cœur. On les perçoit chez les hyposthéniques, et très peu après le repas.

Par la palpation on se rend compte de l'état de vacuité du colon descendant et de l'S iliaque, on sent facilement, dans cette partie du gros intestin, les scybales. Elle permet aussi de s'assurer s'il n'y a pas néphroptose.

PERCUSSION ET SUCCUSSION. — Nous étudierons en même temps, ces deux moyens d'investigation, de la motilité de l'estomac ; ils nous serviront à établir, et le volume de l'estomac, et son état de vacuité. Ces deux moyens s'entraident et se complètent.

Le malade étant toujours placé, comme il est dit plus haut, dans le décubitus dorsal, les muscles de l'abdomen, dans le plus grand état de relâchement possible, l'abdomen et la poitrine découverts on commence l'examen par la percussion.

Elle se pratique d'abord de haut en bas, en commençant très haut sur le thorax, et sur trois lignes différentes : sur la ligne mamelonnaire gauche, sur la ligne axillaire antérieure du même côté, et enfin sur le bord gauche du sternum. Il est facile de différencier, la sonorité stomacale de celle du poumon, et de tracer ainsi la limite supérieure de l'estomac. Pour la limite inférieure, on procède de la même façon sur les mêmes lignes, mais en commençant sur l'abdomen, très bas et en remontant.

La sonorité stomacale, différant moins de celle de l'intestin, il est moins aisé, de tracer les limites inférieures. Il faut, pour différencier les deux sons, se bien mettre dans l'oreille le timbre et la tonalité, du son spécial de l'estomac, et le tympanisme de l'intestin, en percutant plusieurs fois, et alternativement, l'espace de Traube et le côlon.

Dans les cas difficiles, on usera du moyen de Frédérich, qui ne déplace que les limites supérieures ; un moment avant l'examen, on fait prendre les deux flacons d'une potion de Rivière, ou alternativement, une solution de bicarbonate de soude 2/50, et une d'acide tartrique ou citrique à 1,80/50 ; on peut aussi insuffler de l'air dans l'estomac. L'estomac, distendu par les gaz, sera facilement exploré, et sa limite inférieure se dessinera d'elle-même.

La succussion, soit digitale, soit hippocratique, nous aidera aussi à tracer cette limite inférieure, et surtout à déterminer, si l'estomac exploré est vide.

Pour pratiquer la succussion digitale, le malade étant toujours dans la position déjà indiquée, on imprime à la paroi de l'abdomen, aux environs d'une ligne, allant de l'ombilic au rebord des fausses côtes gauches, à l'aide des extrémités digitales, une série de secousses rapides. S'il existe une certaine quantité de liquide et de gaz dans l'estomac, on perçoit une sensation de *clapotage*. La succussion hippocratique donnerait les mêmes résultats ; elle se fait comme pour l'hydropneumothorax, en pratiquant plusieurs secousses latérales, au thorax et à l'abdomen.

L'estomac étant vide, pour percevoir le clapotage, on doit faire avaler un verre de liquide.

Le tonus gastrique, ne permet pas toujours de percevoir le clapotage ; s'il se produit, il peut être confondu avec le gargouillement intestinal ; il peut être perçu, en dehors des limites de l'estomac, l'intestin distendu par les gaz formant une véritable caisse de résonnance, sur laquelle repose le ventricule. Indiquer les inconvénients de cet examen, c'est les faire disparaître, ou tout au moins les atténuer.

Au point de vue clinique, nous admettrons, comme limite inférieure de l'estomac, l'ombilic et une ligne allant de l'ombilic aux fausses côtes gauches, comme limite supérieure une ligne horizontale passant au niveau ou à un centimètre au-dessous de l'appendice xyphoïde.

Ces connaissances, vont nous permettre d'étudier, le fonctionnement mécanique de l'estomac. La distension gazeuse, le gonflement, nous est connu, dans ses causes, dans le moment de son apparition, dans sa signification pathologique, il nous reste à dire quelques mots de l'atonie alimentaire et de l'ectasie gastrique.

L'atonie alimentaire, ne distend pas toujours l'estomac, ou si elle le distend, ce n'est pas dans des limites toujours fixes ; aussi l'étude à l'aide de la sonde gastrique est-elle préférable, comme nous le verrons plus loin, aux différentes succussions.

La perception du clapotage, nous sera cependant très utile, et nous disons qu'il y a atonie alimentaire, toutes les fois que, sans atteindre les limites inférieures, données plus haut, nous percevrons du clapotage, dix heures après un repas ordinaire.

Cette atonie, est moins une dyspepsie, qu'un affaiblissement de la fibre gastrique, conséquence d'une grande dépressibilité. Toutes les maladies débilitantes, fébriles ou non. peuvent porter leur action nocive, sur le muscle gastrique, altérer sa contractibilité, au même titre qu'elles altèrent, les muscles de la vie de relation.

La dilatation, ne nous intéressera, que tout autant qu'elle *criera*, qu'elle se manifestera par des signes sensibles, et sera ainsi la cause ou l'effet d'une dyspepsie ; et spécialement ici, toutes les fois, qu'avec l'augmentation de la capacité gastrique, il y aura insuffisance musculaire et stase des aliments.

Tous les estomacs qui se vident bien, dans les six ou sept heures, ou même dans les dix heures qui suivent les repas, pour si dalatés qu'ils soient, n'entrent pas dans notre cas. Nous n'étudions que, les dyspepsies réelles, non latentes.

Cependant, comme nous aurons souvent l'occasion de parler de la dilatation, nous croyons utile de dire quelques mots de cette gastropathie, qui avait détourné à son profit, et grâce aux travaux de Sée, Bouchard et leurs élèves, l'attention des autres états gastriques.

Le propre d'un estomac dilaté, c'est de donner le bruit de clapotage, au-dessous des limites inférieures, que nous avons indiqué plus haut, de le donner toujours au même endroit, qu'il soit presque vide ou modérément rempli. D'après Audhoui, on ne pourrait sûrement conclure à une dilatation, que si on constatait le clapotage quatre heures après les repas, ou avant toute ingestion alimentaire ; il doit même s'être écoulé, au moins une heure depuis la dernière ingestion de boissons (Baradat).

Dans l'ectasie gastrique qui nous occupera, celle qui laisse percevoir le clapotage, dix heures après les repas, ou le matin avant toute ingestion alimentaire, le ventricule est plus ou moins grand, quelquefois il est énorme, il a perdu sa contractilité. Le pylore joue le rôle d'une bouche de trop plein, il agit comme le sphincter vésical, dans certaines incontinences par regorgement, il laisse s'écouler les aliments dans l'intestin, poussés seulement, par leur poids et la différence de niveau.

Les causes sont variables, mais presque toujours une prédisposition spéciale de l'organisme, nous dirons presque une diathèse, les domine ; une lactation mal comprise, des repas trop abondants ou pris trop vite, empêchant la mastication et l'insalivation ; l'irrégularité des repas, etc., voilà pour les hyposthéniques.

Chez les hyper, la prédisposition est moins influente, l'hyperacidité agirait seule ou presque seule ; que nous admettions que les couches musculaires lisses dégénèrent, et se laissent distendre, sous l'influence de l'irritation continuelle, produite par le suc gastrique ; ou que la dilatation, soit la conséquence, d'une sténose, ou d'un spasme du pylore.

Dans tous les cas, ces dernières causes ne sont pas toujours vraies, puisqu'il peut exister une insuffisance pylorique ; le pylore étant toujours béant.

Pour ne pas y revenir, quoique nous ne connaissions pas encore les déviations du suc gastrique, nous dirons qu'il n'y a qu'un tiers des dilatés, qui soient dyspepsique, et qu'on a trouvé parmi ceux-ci, à peu près parties égales d'hyper et d'hypoacides, quelques-uns ont même un chimisme normal.

III. **Exploration interne.** — Cette exploration donne des indications très utiles, sinon indispensables, sur la sécrétion et la motilité stomacales. Elle repose sur l'examen du contenu gastrique, soit aux différents moments de la digestion, soit en dehors de cet acte.

Nous nous procurerons ce contenu, au moyen d'un tube en caoutchouc, d'une sonde, plongeant dans l'estomac à travers la bouche et l'œsophage, et assez long pour en faire un siphon à longue branche extérieure, qu'il suffira d'amorcer.

Le tube peut être souple, celui de Faucher, ou demi-rigide comme celui de Debove. Le tube de Fremont de Vichy, est entre les deux comme rigidité, et plus long que tous les deux, il est parfaitement lisse, et porte sur son parcours un tube en verre, servant d'index ; on peut voir grâce à cet index la marche du liquide, et le passage des bulles au cas de fausse direction. Si le liquide était trop limpide, il est impossible de se rendre compte s'il est en mouvement.

L'introduction du tube n'est pas difficile, et les malades arrivent très facilement, surtout pour les sondes flexibles à se les introduire eux-mêmes, après quelques essais.

Nous ferons quelques observations relatives à cette introduction, d'abord ne jamais passer la sonde en cas d'hémétémèse graves, ou de lésions du cœur avancée ; puis encourager le malade, l'engager à respirer fortement pendant tout le temps de l'opération en tenant bien la bouche ouverte, sans se préoccuper de l'écoulement de la salive.

Le malade étant assis, une serviette nouée autour du cou, afin de le garantir de la salive, ou de tout autre souillure, on introduit d'emblée la sonde préalablement mouillée, un peu obliquement de haut en bas et d'avant en arrière, contre la paroi postérieure du pharynx, on commande au malade des mouvements de déglutition, et on pousse sans violence, jusqu'à ce que le point de repère, tracé sur la sonde atteigne le rebord dentaire.

La seule résistance que l'on doive éprouver dans un conduit normal, est au niveau du cartilage cricoïde, au fond de l'entonnoir pharyngé, à la ligne de séparation du pharynx et de l'œsophage.

Le seul accident à craindre, nous ne parlons pas des syncopes, ou des congestions chez les pusillanimes, c'est la fausse route, l'introduction du tube dans le larynx et dans la trachée. On en est averti, si on a eu la précaution de laisser, quelques centimètres cubes de liquide dans le tube, par les glouglous produits par le passage de l'air des fortes inspirations.

Une fois le siphon placé, on se sert, pour l'amorcer, ou de l'appareil de Potain, ou d'un grand flacon à robinet, plein d'eau, mis en communication par la tubulure avec la sonde, l'écoulement du liquide par le robinet assure l'aspiration ; on l'amorce encore avec une poire aspiratrice, appareil à faire le vide très simple et très commode ; ou enfin par l'expression de l'estomac.

Pour cette dernière opération, on engage le malade à faire des efforts de toux et de vomissement, en même temps qu'on exerce des pressions modérées sur l'épigastre ; on peut encore le faciliter, en titillant la luette et la gorge, par des petits mouvements d'entrée et de sortie du tube.

EXAMEN DU CONTENU STOMACAL. — Pour avoir une excitation uniforme de l'estomac, et des résultats toujours comparables, il est bon d'adopter un repas toujours uniforme, et de pratiquer l'extraction du contenu toujours aux périodes correspondantes de la digestion.

Une foule de repas ont été proposés et préconisés par leurs auteurs ; celui d'Ewald, modifié par Hayem, convient très bien ; nous l'adopterons. Il consiste en :

Pain rassis . . . . 60 grammes.
Thé léger 210   —

Nous pratiquerons l'extraction une heure après l'ingestion.

de la première bouchée, à la période d'action digestive maxima. On en extrait le plus possible, au moins 50 cc. ; on peut, d'ailleurs, par le procédé de Mathieu et Remond, se rendre compte de la quantité qui reste.

Il est bon de faire l'examen du liquide, peu de temps après l'extraction, pour en éviter toute altération. On procède d'abord par l'examen des caractères physiques, surtout importants quand au lieu du repas d'Ewald, on a pris un repas plus abondant, celui où entrent, par exemple, du pain, deux œufs et de la viande. Ces caractères sont : la viscosité plus grande dans dans les cas de catarrhe avec hypopepsie, l'odeur fade dans la dilatation simple, fétide dans la dilatation avec stase et fermentations, et aussi dans le cancer.

La densité augmente avec la quantité de peptones. On étudiera la réaction avec le papier de tournesol, on notera à l'œil, les aliments qui ont échappé à l'action du suc gastrique, on pourra même pousser plus loin, et examiner au microscope les débris de fibres musculaires, les gouttes de graisse, les grains d'amidon, les hématies ; enfin, terminant par l'étude bactériologique, on se rendra compte des parasites ordinaires des affections gastriques, des ferments lactique, acétique, butyrique, sarcine, etc. etc. Mais ici nous dépassons certainement la limite des procédés cliniques.

Les recherches chimiques varient avec les théories de le sécrétion, de là de nombreux procédés d'évaluation du sac gastrique ; nous ne décrirons que ceux qui nous paraîtront, devoir donner des résultats certains, et utiles pour l'appréciation de la valeur de la sécrétion stomacale, et principalement le procédé de Winter et Hayem, qui répondra à la théorie physiologique de la digestion que nous avons adoptée.

Nous étudierons successivement : 1° l'acidité totale ; 2° les procédés d'analyse qualitative de HCl ; 6° le chimisme de Hayem et Winter ; 4° la recherche de la valeur digestive du chyme par la digestion artificielle *in vitro* ; 3° les acides de fermentation ; 6° le lab ferment ; 7° l'étude des modifications subies par les aliments ingérés.

Acidité totale. — Après avoir filtré le liquide, examiné ci-dessus au point de vue des propriétés physiques, on en prend 10 cc. que l'on additionne d'un réactif indicateur, soit phtaléine de phénol, soit teinture de tournesol, puis on laisse tomber goutte à goutte d'une burette graduée, la solution décinormale de soude caustique jusqu'au virage, une simple règle de trois, donnera l'acidité totale exprimée en acide chlorhydrique.

Selon le réactif indicateur employé, les quantités trouvées sont un peu différentes, avec la phénophtaléine, les peptones la xanthine, l'hypoxanthine comptent dans l'acidité.

Si au lieu d'exprimer l'acidité totale par rapport à 100 ou 1000, on voulait le rapporter à la totalité du liquide, il faudrait employer le procédé suivant de Mathieu et Rémond.

On recueille une quantité b de suc gastrique, ayant une acidité de a, on introduit ensuite un quantité q d'eau distillée dans l'estomac, on la mélange bien au suc gastrique qui était resté, en siphonnant plusieurs fois le mélange, on en extrait une nouvelle quantité dont on évalue l'acidité a'.

Avec ces données on peut établir l'équation suivante :

$$ax = a'x + a'q$$
$$\text{d'où } ax - a'x = a'q$$
$$x(a - a') = a'q$$
$$\text{et enfin } x = \frac{a'q}{a - a'}$$

Connaissant x, quantité totale du liquide, il est facile de calculer l'acidité totale par rapport à ce contenu.

Acide chlorhydrique. — Dans les premières recherches sur

le contenu stomacal, se conformant à leur théorie, les observateurs ne recherchèrent d'abord que l'acidité totale et l'acide
chlorhydrique ; pour être moins précise que celle de Winter,
cette analyse n'en donne pas moins d'utiles indications, aussi
est-elle encore suivie par quelques-uns.

La recherche qualitative de IICl se fait à l'aide de réactifs colorants, la plupart dérivés des couleurs d'aniline.

Le *methylviolet,* ou violet de Paris, est le premier en date,
il fut employé par Laborde et Dusart ; en solution très étendue, il donne par l'HCl une teinte jaunâtre, qui dure peu et
passe au bleu. Sous l'influence des peptones et de la pepsine,
la réaction ne se produit pas ; elle ne se produit pas aussi
avec des solutions étendues, il n'a qu'un intérêt purement
historique.

Nous ne ferons que citer la fuchsine qui se décolore par
HCl, elle offre les mêmes inconvénients que le précédent.

La *tropœoline* oo passe, sous l'influence de HCl et de la
chaleur, de l'orange au brun acajou et même au rouge cerise,
selon les quantités d'IICl.

Le *réactif de Boas* est une solution de 5 grammes de résor-
cine, 3 grammes de sucre dans 100 grammes d'alcool dilué ;
mélangé et séché à une douce chaleur avec l'HCl, il donne
un vernis, rose ou rouge vif, qui s'étale sur les parois de la
capsule ; le refroidissement fait disparaître la coloration. Il est
un peu moins sensible que les deux suivants qui sont les plus
usités :

Réactif de Günzbourg :

Phloroglucine. . . . .   2 gr.
Vanilline. . . . .   1 —
Alcool. . . . .   80 —

10 gouttes du contenu stomacal évaporés à une température
de 40° environ (Georges), avec quelques gouttes de réactif

donne une coloration rouge cinabre. La réaction est très sensible, elle n'est influencée ni par les acides organiques, ni par les albuminoïdes.

Le *vert brillant* préconisé par Lépine, par Bourget, par Mathieu, donne des résultats satisfaisants. En solution faible, il est bleu paon, il donne avec HCl une coloration variant du vert pré au vert jaunâtre, au vert feuille morte, selon la concentration de la solution ; de plus, cette coloration disparaît avec d'autant plus de rapidité que HCl est en proportion plus grande.

Mathieu, aidé de l'acidité totale, s'en sert même, pour des déterminations quantitatives du chimisme gastrique.

Les *acides organiques* le font virer légèrement.

Méthode Winter. — Trois capsules 1, 2, 3, contenant chacune 5 cc. de suc gastrique filtré, sont mises à évaporer à 100°, après avoir, au préalable, ajouté à 1 du carbonate de soude en excès. Ceci fait, on ajoute au résidu de 2 un excès de carbonate de soude, puis on évapore à nouveau 2.

Calciner ensuite rapidement, les trois capsules en ne dépassant pas le rouge naissant. Laisser refroidir, ajouter à 1 et 2 de l'eau distillée, et saturer l'excès de carbonate de soude que l'eau contient, par de l'acide azotique pur, jusqu'à réaction neutre ou légèrement alcaline ; doser le chlore dans les trois capsules par la méthode du nitrate d'argent titré, et du chromate neutre de potasse, comme réactif indicateur.

Dans la capsule 1, on a le chlore total ; 1 — 2 donne l'acide chlorhydrique libre, chassé par l'évaporation à 100° ; 2 — 3 donne l'HCl en combinaison organique ou avec l'ammoniaque. 3 donne les chlorures fixes, enfin 1 — 3 donne H + C.

Cette méthode donne des résultats certains, utilisables, sur la sécrétion de la muqueuse gastrique, en HCl libre ou combiné ; elle est sûre et la meilleure que nous ayons examiné jusqu'ici. Elle donne, en outre, tous les éléments utiles, déjà indiqués à l'étude physiologique.

Les différentes valeurs du chimisme, semblent varier dans des proportions déterminées, et peuvent permettre, les unes étant connues, d'établir aproximativement la valeur des autres. Ainsi A.T. (II + C) croissent ou diminuent parallèlement. F, au contraire, varie en sens inverse.

Digestions artificielles. — Il semblerait, que le complément utile du dosage de l'HCl, est la recherche de la pepsine ; elle serait possible par le procédé de sa préparation, mais d'après les nombreuses digestions artificielles faites, ce ferment est toujours suffisant (Bourget), la quantité de HCl importe seule.

Un bon moyen, que l'on délaisse trop d'après nous, de se rendre compte de la valeur du suc gastrique, est la digestion artificielle. On porte à l'étuve à 40°, un tube à expérience contenant 5 cc. de suc gastrique à essayer, et un cube d'albumine de dimensions connues, or, on sait qu'il faut une heure à un suc gastrique normal, pour digérer un cube de 2 millimètres de côté, et de douze à quinze heures pour un de 0,001 cc., il est facile d'en déduire la valeur digestive du liquide essayé.

Le *procédé de Günzbourg* peut aussi donner des renseignements utiles, sur la puissance digestive du suc gastrique contenu dans l'estomac ; Marfan, qui l'a vulgarisé en France, en a obtenu des résultats satisfaisants.

Dans des tubes en caoutchouc mince on introduit 0 gr. 52 d'iodure de potassium, on ferme chaque extrémité avec quelques fils de fibrine préalablement conservés dans l'alcool, et on introduit ces petits paquets dans des capsules de gélatine, celles de Lehuby par exemple.

Une heure après un repas d'épreuve, on donne la capsule

au malade ; il faut un quart d'heure pous dissoudre la gélatine, quel que soit le chimisme du malade ?? et proportion-
nellement à la valeur du suc gastrique, pour digérer les fils
de fibrine. On évalue ce temps, en faisant tous les quarts
d'heure la recherche de l'iode, dans la salive du sujet traité,
avec un suc normal, l'iode met environ une heure à passer
dans la salive.

Ce procédé a l'avantage, bien grand à notre point de vue,
de ne pas exiger l'emploi de la sonde ; malheureusement la
dissolution de la capsule, et surtout de la fibrine, dépendent
autant de la motilité que de la valeur du suc gastrique.

Peptones. — Au lieu de doser directement la puissance du
suc gastrique, on peut se rendre compte de sa valeur, par le
travail accompli à un moment donné, ou ce qui revient au
même, par l'évaluation de la peptone produite. La réaction
du Biuret, telle que l'a indiquée Petrowski, pourrait servir ;
il est préférable d'employer la modification de Roux. On
traite le suc gastrique à essayer par la liqueur cupropotassi-
que de Fehling au 1/10. Il faut à 1 cc. de cette liqueur 0 gr. 40
de peptone pour obtenir le rose pourpre de la réaction. Ce
procédé donne des résultats suffisamment approchés en clinique.

Acidité organique. — La présence d'acides organiques, en
quantité appréciable (2/100) dans le suc gastrique, est généralement l'indice d'un état pathologique ; en clinique, il n'est
pas toujours utile de les différencier, la détermination de
l'acidité totale suffit. Plusieurs procédés permettent d'évaluer
cette acidité : 1° si on connaît A et H +C, la différence nous
donnera la solution cherchée ; 2° le suc gastrique qui a servi
au dosage de A est, après dessiccation au bain-marie, chauffé
jusqu'au rouge naissant ; le résidu de la calcination est traité

par l'eau distillée bouillante, et la solution alcaline ainsi obtenue, par une solution chlorhydrique titrée. Le résultat donne l'acidité organique, exprimée en acide chlorhydrique.

En effet, la potasse a transformé les acides organiques en sels de la même base, ceux-ci par la calcination se sont transformés en carbonates, et l'acide chlorhydrique que nous connaissons a pris la place de l'acide carbonique, lequel avait déjà remplacé les acides organiques, qui saturaient primitivement la potasse.

Richet d'abord, Mathieu et Rémond ensuite, ont encore déterminé cette acidité, en se basant sur le principe du coefficient de partage de Berthelot et Jungfleisch. Lorsqu'on agite, une solution aqueuse d'un acide avec l'éther, l'éther et l'eau se partagent l'acide, suivant un rapport constant, et dont la valeur numérique caractérise chaque acide ; s'il y a deux acides, on appelle rapport de partage, le rapport qui s'établit entre l'acidité de l'eau et l'acidité de l'éther ; ce rapport permet d'évaluer, les proportions d'acides minéraux à coefficient de partage très faible. Nous n'entrerons pas dans de plus longs détails relativement à ce procédé, qui est exact, mais nécessite des calculs un peu compliqués.

Des procédés spéciaux, permettent de caractériser et de doser même, les acides lactiques, butyrique, acétique, etc., qui entrent dans l'acidité organique totale. Nous ne dirons que quelques mots de la recherche de l'acide lactique par le réactif d'Uffelmann (I ou II gouttes de perchlorure de fer officinal dans 5 grammes d'une solution phéniquée à 1/100 donne une couleur violette foncée) par HCl il se décolore, par l'acide lactique il prend une coloration jaune serin. Pour éviter les erreurs auxquelles est sujette cette réaction qualitative, il faut opérer sur l'extrait éthéré, obtenu en faisant évaporer l'éther ayant servi à épuiser le suc gastrique.

Boas, donne un procédé chimique de dosage de cet acide,

trop long et trop délicat pour pouvoir l'exposer ici ; il prétend, en outre, que la présence de cet acide dans l'estomac est l'indication d'un cancer de cet organe.

Lab ferment, présure. — Pour s'assurer de la présence de la présure dans le suc gastrique, il faut neutraliser celui-ci par la soude, le mélanger à du lait, et porter le mélange à 38°, s'il y a coagulation du lait c'est qu'il existe du lab ferment.

La disparition de la présure et de son zymogène, indique la destruction des éléments sécréteurs de la muqueuse stomacale.

Motricité. — Nous connaissons déjà l'exploration externe ; les résultats qu'elle nous a fournis, seront corroborés, mais non pas complétés par l'exploration interne, les moyens d'explorations dont nous disposons sont imparfaits, et donnent pour la plupart des indications qui ne sont pas admises par tous les auteurs.

Ewald et Siewers ont proposé l'épreuve au salol ; le salicylate de phénol ne se décomposerait en ses deux constituants que dans l'intestin, en présence du suc pancréatique. L'acide salicylique serait alors absorbé, et éliminé ensuite par les urines, où l'on pourrait le déceler au moyen du perchlorure de fer. Le plus ou moins de rapidité dans l'apparition ou dans l'élimination, indiquerait le plus ou moins de séjour, de stase, du salol et des aliments. On a prétendu que le salol se décomposait dans l'estomac, et que ce dernier absorbait l'acide salicylique, ce qui enlèverait toute valeur à cette épreuve.

Je ne parlerai que pour mémoire du procédé au bétol, qui pour certains donne des résultats aussi peu sûrs.

Le *procédé de Klemperer*, employé en Allemagne, est basé sur l'emploi de l'huile d'olive, qui ne s'altère pas dans l'estomac, et qui serait évacué dans l'intestin dans un temps proportionnel au pouvoir moteur de l'estomac. Par conséquent, en évacuant le contenu de l'estomac dans un temps donné, la quantité d'huile retrouvée est inversement proportionnelle, à la valeur motrice de l'estomac.

Brunner et Ewald affirment que, malade ou non, l'estomac expulse la même quantité d'huile, à peu près dans le même laps de temps.

Leube, Léo, Debove et Brémond pratiquent, soit après avoir donné un repas d'épreuve, soit un repas ordinaire, l'évacuation du contenu de l'estomac et ils concluent :

S'il y a évacuation avant trois heures, il y a hypermotricité (Léo), après sept heures (Leube) paresse stomacale, après dix heures et plus, stase et dilatation (Debove et Brémond).

MM. *Mathieu et Hallot* ont proposé une méthode de mensuration de la motricité de l'estomac, et d'appréciation du transit des liquides dans sa cavité, qui paraît préférable aux précédentes.

On donne comme repas d'épreuve :

	Pain rassis.	60 grammes.
et l'émulsion.	Huile d'amandes douces...	10 —
	Gomme arabique......	5 —
	Sirop simple........	30 —
	Thé léger Q. S pr.....	250 cc.

Le liquide est extrait, comme il est dit plus haut, après la recherche de l'acidité totale, pour mesurer la quantité totale de liquide contenu dans l'estomac.

Connaissant la quantité totale du liquide après un certain temps, connaissant la quantité d'huile contenue dans ce liquide (ils donnent un procédé commode de la déterminer), il est facile de savoir l'huile passée dans l'intestin.

Comme complément de l'exploration interne, nous dirons

quelques mots sur l'étude des éléments de *l'urine*, et des *excreta*, ils pourront nous donner des indications utiles à notre diagnostic.

Les urines sont diminuées dans le cas de vomissements, de diarrhées considérables. Elles augmenteront beaucoup, après une crise de gastralgie chez les névropathes.

L'urine diminue d'acidité après les repas, elle peut devenir alcaline après les vomissements, après l'évacuation par la sonde. Chez les hypochlorhydriques ces variations n'existent pas ; au contraire, les hyper ont une réaction franchement alcaline d'abord seulement après le repas, puis quand l'estomac est vide. L'urée totale est augmentée en général chez les hyper, elle est normale chez l'hypo, qui ne maigrit pas, au-dessous de la normale chez celui dont la nutrition se fait mal.

Les chlorures diminuent avec les vomissements, ce qui s'explique facilement, ils augmentent en général chez les hyper.

Les névropathes éliminent des urines riches en phosphates ; connaissant les rapports que ceux-ci ont avec les dyspectiques, il est facile de conclure.

Les aliments ne peuvent être suivis après l'estomac, et nous n'avons encore que des notions sur l'examen des excreta ; si la diarrhée ou la constipation donnent des indications sur l'état du tube intestinal, elles n'ont en général qu'une signification fonctionnelle sur la dyspepsie, et non sur la nature de la dyspepsie. Cependant on prétend que la constipation serait plus fréquente chez les hypopeptiques.

IV

DIVISION DES DYSPEPSIES

Après avoir parcouru rapidement, nos connaissances sur la physiologie des fonctions de l'estomac, après avoir étudié les principaux troubles de la dyspepsie, et avoir noté succinctement, les moyens de contrôle de la digestion normale et anormale, nous devons avouer que, malgré les progrès considérables accomplis dans ces dernières années, il nous reste beaucoup à faire.

Nous ne devons pas, par conséquent, perdre le bénéfice de ce qui est acquis, sacrifier les certitudes apportées par tous ceux qui nous ont précédé à de vaines *fictions ;* nous devons, au contraire, conserver soigneusement tout ce qui est utile au diagnostic de la maladie, tout ce qui nous permettra d'arriver plus sûrement au soulagement ou à la guérison des malades, but suprême de toutes nos études.

Il ne faut pas, pour satisfaire des théories, pour si séduisantes et si vraissemblables qu'elles paraissent, ou pour si haut que soit placé leur auteur, faire plier les faits, dénaturer les observations.

Les théories sont secondaires pour les malades, les résultats les intéressent bien mieux, peu leur importe à eux, pourvu qu'ils soient guéris, que ce soit selon les règles ou autrement.

Si une doctrine nous est utile, on doit ne la suivre que tout autant qu'elle nous aide, et qu'elle explique tous les

phénomènes que nous observons ; si elle contient des obscu-
rités on doit trouver bon qu'on la modifie, car elle ne sera
immuable que tout autant qu'elle sera parfaite, et malheureusement nous n'en sommes pas là. Si nous avions des
doutes à cet égard, l'histoire de la dyspepsie est là, pour
nous apprendre ce que valent nos conceptions ; les affirmations les plus énergiques de la veille, sont niées avec non
moins d'énergie le lendemain. Aussi n'hésiterons-nous pas à
ne prendre des doctrines récentes, que ce que nous croirons
conforme à la vérité, ou utile au traitement. Nous reconnaissons d'ailleurs que, s'il y a divergence sur les conceptions
théoriques, nous sommes tous d'accord sur le traitement.

Placé malheureusement dans un milieu de dyspeptiques,
dyspeptique nous-même, nous avons pu, depuis de nombreuses années, suivre jour par jour, heure par heure,
l'évolution de ce syndrome, nous avons pu en sonder les
causes remonter haut dans les origines, étudier les effets des
traitements. Nous avons ajouté à cette expérience, on ne
peut plus personnelle, le fruit d'observations multiples,
recueillies à Vals tous les ans pendant plus d'un mois, et cela
depuis longtemps.

Parmi les nombreux malades qui fréquentent cette station,
nous nous sommes informé (il n'est pas difficile de savoir avec
les dyspeptiques, ils sont trop heureux de vous entretenir de
leur maladie) du diagnostic porté par leur médecin habituel,
des moyens employés pour arriver à ce diagnostic, des traitements suivis et des résultats obtenus. Nous avons revu la
plupart de ces malades pendant plusieurs saisons, nous
avons même entretenu des relations épistolaires avec
quelques-uns. Nous en avons vu qui s'étaient cru guéris,
après avoir été soignés, très méthodiquement, avec toutes
les ressources de la science actuelle, dans des instituts
dirigés par des spécialistes; mais, en revenant à leur

ancienne manière de vivre, les mêmes causes ont reproduit les mêmes effets.

Nous avons suivi, étant trop intéressé pour ne pas le faire, tout ce qui a été fait et écrit, depuis 1884, touchant la question. C'est le résultat des convictions que nous nous sommes faites, que nous consignerons dans ce chapitre.

Au lieu d'un travail didactique, nous aurions pu produire, les observations sur lesquelles nous nous appuyons, pour prouver notre dire ; nous avons craint, dans notre cas spécial, de livrer à la publicité des notes qui, à cause de leur précision, auraient étalé la vie de personnes qui nous sont chères.

Si d'ailleurs nous n'arrivons pas à convaincre par nos affirmations, nos observations n'auraient pas eu un meilleur résultat ; la plupart de celles-ci, prises sous l'influence d'une idée préconçue, d'une thèse à soutenir, d'une théorie à démontrer, reflètent l'opinion de l'auteur. On s'autosuggère, souvent inconsciemment, les moyens d'obtenir les résultats que l'on désire.

Nous ne nous occuperons, comme nous l'avons annoncé dès le début, que des dyspepsies essentielles des anciens auteurs, et seulement à leur première phase, quand aucune complication n'aura troublé leur marche ou modifié leur signification.

Nos vues différeront dès le début de celles de certains auteurs, qui ont certes fait beaucoup pour l'étude des dyspepsies, mais qui ne veulent voir dans celles-ci, que des syndromes de lésions stomacales. Outre que, pour nous, l'estomac n'est qu'un facteur de la dyspepsie, et quelquefois pas le plus important (l'intestin ayant sa bonne part dans la production des troubles de la digestion), il est bien malaisé, pour ne pas dire impossible, de reconnaître la lésion. Il est difficile de savoir s'il y a gastrite ou s'il n'y a pas gastrite, si la gastrite est ou non la cause première de tout le mal ou s'il faut accuser un état préalable de névropathie.

Nous diviserons les dyspepsies en deux classes : 1° les dyspepsies hyposthéniques ; 2° les dyspepsies hypersthéniques.

Dyspepsies hyposthéniques

Cette dyspepsie correspond complètement aux dyspepsies
nervo-motrice de Mathieu, asthénique de Soupault, hypopeptique de Hayem ; elle répond à l'atonie gastro-intestinale
neurasthénique de Bouveret, aux anciennes dyspepsies fla-
tulentes, etc.

Notre conception, purement clinique, est basée non seulement sur l'affaiblissement de la puissance gastro-intestinale,
tant au point de vue de la motilité, qui se traduit par la tendance à la distension passive de l'estomac et de l'intestin,
que de la sécrétion utile, qui se traduit par l'hypopepsie de
l'estomac, et la non-production de la sécrétion lubréfiante
du gros intestin. Cet affaiblissement se trouve, pour nous,
sous la dépendance primitive de cette dépression, de cette
apathie, si je puis m'exprimer ainsi, qui dominent tout l'organisme, et qui sont la conséquence, sinon d'une névropathie
classée, du moins de ces états non différenciés, confinant par
leur manière d'être à ces névropathies.

En admettant qu'au début, la maladie puisse paraître n'être
qu'une insuffisance purement locale, qu'une localisation bien
délimitée d'une inflammation, en un mot, qu'il n'y ait que gastrite pure, cette localisation se traduira par des symptômes
spéciaux, qui trahiront le porteur de la lésion. Et d'ailleurs,
n'admet-on pas aujourd'hui, qu'avant de se généraliser, une
névropathie peut se localiser à un organe ou à une fonction
(Debove-Huchard).

Il est bien facile de démontrer, cette tendance spéciale à

réaliser la maladie, selon un état névropathique antérieur, selon une prédisposition qui peut être acquise, mais qui, nous le verrons, est le plus souvent le fruit de l'hérédité.

Comment admettre, sans cette prédisposition, que les mêmes causes produisent des effets différents, qui peuvent même être opposés. Précisons, prenons un exemple, qui nous servira à démontrer en même temps, le peu d'importance de la lésion, du moins au début. Voyons ce qui se passe sous l'influence de l'alcoolisme, ce chancre rongeur de notre fin de siècle. Sinon toujours, du moins souvent, ce genre d'intoxication engendre une gastrite, qui revêtira, selon la prédisposition du sujet, la forme hypersthénique ou hyposthénique, et cela, bien entendu, indépendamment de la durée de l'intoxication, qui arriverait toujours à détruire l'élément sécréteur de l'estomac. Dans le cas choisi, nous sommes en présence d'une névropathie qui peut être acquise, mais l'orientation de cette dyspepsie alcoolique sera comme pour l'héréditaire, la conséquence de cette névropathie ; elle pourra même être la première traduction, la première manifestation de cette dernière. Il en sera de même pour toutes les autres dyspepsies. Il sera plus facile de juger notre façon de voir, à mesure que nous avancerons dans la connaissance des dyspepsies.

ÉTIOLOGIE ET PATHOGÉNIE. — Ce qui domine les causes occasionnelles de la dyspepsie hyposthénique, c'est certainement l'hérédité, nous l'avons trouvée indiquée dans presque tous les cas observés, soit sous forme d'hérédité nerveuse, soit sous forme d'hérédité gastrique directe.

Dans un cas, nous avons pu suivre celle-ci depuis l'arrière-grand-père, nous l'avons vu passer à la grand'mère, à la mère et enfin aux enfants ; chez ces derniers, l'hérédité est impossible à nier, et on ne peut invoquer aucune autre cause pour motiver leur état, aussi allons-nous en résumer l'observation.

Au nombre de deux, nés dans d'excellentes conditions, avec un poids au-dessus de la moyenne ; allaités au sein de la mère, très régulièrement comme heures et quantités, sevrés tard, surtout le second ; élevés avec tous les soins hygiéniques connus, régularité dans les heures de repas, jamais rien entre les repas, quantité et qualité des aliments déterminées par l'âge et la capacité digestive, hydrothérapie, vie au grand air le plus possible, etc., etc. Malgré toutes ces précautions prises dans le but d'éviter la fatale échéance, on n'a pu y échapper. Certes les soins pris ne l'ont pas été en pure perte, les enfants ont l'aspect d'une brillante santé, ils ont une taille et un poids au-dessus de la moyenne, ils n'ont jamais eu d'autres affections que leur dyspepsie, qui aurait été autrement sérieuse et peut-être mortelle sans les soins dont ils ont été environnés. Mais le moindre écart de régime, et par là je n'entends pas un repas trop copieux, mais seulement un petit changement, dans la nature ou la quantité des aliments que l'expérience avait indiqués, la moindre émotion, un refroidissement, une fatigue, etc., ramènent la dyspepsie. Alors l'estomac et le ventre se ballonnent, les selles se multiplient ou se suppriment, la nature des excreta se modifie, on a des selles blanches, liquides ou trop dures avec des glaires, des mucosités membraneuses. L'estomac ne tolère rien ; une demi-heure ou une heure, quelquefois un peu plus après les repas, les enfants sont inquiets, ils geignent sans pouvoir vous renseigner, quoique très intelligents, sur la nature de leur mal ; la crise passée, tout rentre dans l'ordre jusqu'à un prochain repas. Plus jeunes, il a fallu recourir à la diète hydrique à plusieurs reprises, le lait d'ânesse était seul supporté à la dose de 50 grammes toutes les deux heures, les prises ne pouvaient être ni moins espacées, ni plus abondantes, et cela durait des semaines et dans l'été des mois. Au moment des crises, il se produit des roséoles, des urticaires, de l'acnée, signes évidents de l'in-

toxication par les toxines, provenant des matières résiduales
de la digestion.

Ici, outre l'hérédité indiquée, il fallait encore ajouter celle
du père, qui était aussi hyposthénique ; mais à part cette affection, ni chez le père, ni chez la mère, ni chez les ascen-
dants, il n'y avait pas d'autre hérédité, pas de traces de maladies mentales, pas de névroses, pas d'état névropathique, ni
classé, ni non classé.

Dans un autre cas, que nous allons esquisser, l'hérédité
mentale à forme dépressive de l'arrière-grand-père et de la
grand'mère, s'est traduite chez le mère et la fille, par la dyspepsie hyposthénique. La fille, âgée de cinq ans, élevée, comme
les deux précédentes, au sein, avec tous les soins qu'indique
l'hygiène moderne, vie au grand air, bains de mer, hydrothérapie, station d'altitude, huile de foie de morue, médication
tonique, rien n'a empêché, ni guéri cette dyspepsie hyposthénique. Nous ne voulons pas par là, proclamer l'inutilité des
soins et des médicaments, bien loin de là notre pensée ; nous
sommes persuadé, au contraire, que dans les deux cas cités,
si l'affection n'a pas été jusqu'à aujourd'hui plus grave, s'il
y a eu des rémissions, surtout pendant l'hiver, de six mois
et plus, si les enfants ont conservé une belle apparence, c'est
grâce aux soins intelligents et dévoués dont ils ont été en-
tourés ; dans toute autre condition, avec moins d'attention ou
une attention moins intelligente, ils n'auraient pas vécu ou
seraient rachitiques.

Enfin, pour en finir avec ces cas types, que nous pourrions
multiplier encore, un hyposthénique déterminé, dans la force
de l'âge, qui avait toujours eu une vie exemplaire, sans excès
d'aucune sorte, sans de trop grandes peines, sans surmenage,
sans diathèse, avait eu sa mère dyspeptique hyposthénique
une grande partie de sa vie, elle était même morte des suites
de son affection, tandis que son grand-père maternel était un

névropathe dépressif. Encore ici on ne peut invoquer d'autres causes que l'hérédité, la prédisposition.

Certainement, et cela heureusement, la transmission par hérédité n'est pas fatale, et dans tous les cas où elle existe, elle n'est pas aussi apparente, mais on ne peut nier ni son existence, ni son importance, c'est une menace perpétuelle pour les enfants d'hyposthéniques. Si elle n'amène pas toujours directement la dyspepsie, l'hérédité crée cette prédisposition, cette myopragie stomacale, comparable à la myopragie cardiaque de Potain, à la myopragie cérébrale. C'est un état de l'estomac, dont l'activité physiologique est au-dessous du taux normal. Dans des conditions d'activité moyenne, il répond suffisamment aux exigences de l'emploi qu'il est appelé à remplir ; mais, si pour telle ou telle cause, il se produit un excès de travail, il cesse d'être à la hauteur de sa tâche, et il plie sous l'effort qu'il eût accompli sans accroc, s'il avait joui d'aptitudes normales.

Avec l'hérédité gastrique directe, existe aussi comme cause prédisposante, l'hérédité nerveuse et la névropathie à forme dépressive (soit des forces physiques, soit de la force morale) dont l'hypocondrie est le type le mieux réussi, et le terme vers lequel convergent, tous ces états névropathiques non classés : tendance naturelle au découragement, impressionnabilité excessive sous l'influence du plus petit ennui, exagération de son état, de sa maladie, de ses peines, les plus simples entreprises sont hérissées de difficultés ; se créant des embarras pour rien. Se laissant bouleverser par les chagrins, et à peine distraire de ses tristes pensée par les joies, etc., voilà ce tableau du névropathe dépressif, ce n'est pas le neurasthénique, il n'en a pas la douleur en casque, ni les rachialgies, ni les phobies, etc., etc., mais il en a un peu l'allure. Il est généralement apathique, engourdi au physique comme au moral, incapable d'un effort, d'un travail suivi, et désarmé dans la lutte par la vie. Il faut sans cesse un stimulant, un aiguillon pour ranimer son activité, et encore souvent la réaction est bien éphémère quand elle existe. Les névropathies classées qui agissent comme cause prédisposante de l'hyposthénie, sont toutes à forme dépressive.

En résumé, tous les héréditaires directs, tous les nerveux dépressifs peuvent ne pas être des dyspeptiques hyposthéniques en fait, mais ils le sont en puissance, il suffira de la moindre circonstance propice pour faire éclater la maladie.

Ces circonstances propices, ces causes déterminantes ne sont pas toujours faciles à saisir, et ne sont presque jamais en rapport avec l'affection qu'elles ont contribué à faire naître. Nous devons cependant les passer en revue, car elles nous serviront pour l'établissement de l'hygiène, du régime, et du traitement.

Nous allons rapidement les esquisser, en insistant surtout sur les plus fréquentes et les plus importantes.

Dans nos climats, il faut craindre surtout comme cause déterminante, les chaleurs torrides de l'été, l'action déprimante du vent chaud et humide du Sud, qui ne diffère du simoun que par l'humidité dont il s'est chargé en traversant la Méditerranée, les vents énervants venant de l'Est, et aussi les variations brusques de température.

La sédentarité sous toutes ses formes, mais principalement quand au manque de mouvement se joint la tension de l'esprit, le surmenage intellectuel et la croissance, comme cela se produit chez les écoliers.

D'ailleurs, tous les surmenages intellectuels ou physiques, surtout quand il s'y joint l'action déprimante des chagrins violents, des préoccupations, des contrariétés, etc., etc., engendrent l'affection.

L'alimentation a naturellement, comme cause déterminante

4

locale, une grande influence. Dès la première enfance, un allaitement vicieux soit comme qualité, soit comme quantité, soit comme distribution ; un enfant qui passe la nuit au sein ou que l'on couche avec un grand biberon à côté, dont il prend quand et comme il veut ; un enfant qui tête trop souvent ou trop abondamment, ou d'une façon mal réglée, et à plus forte raison si au lieu du lait de la mère c'est un lait plus lourd, à coagulum plus difficile à résoudre, plus ou moins bien stérilisé, fera un dyspeptique hypopeptique pour peu qu'il y soit prédisposé. Il en sera encore ainsi, si à un allaitement passable on ajoute une nourriture peu en rapport avec l'âge, ou qu'on procède à un sevrage trop prématuré.

Après le sevrage, une alimentation trop abondante, des repas trop nombreux, pris trop vite, des aliments trop lourds, mal appropriés, déterminent aussi des dyspepsies hypopeptiques.

Ces dyspepsies du jeune âge pourront s'amender, se guérir même, mais elles auront fait de l'estomac et de l'intestin un lieu de moindre résistance, qui agira plus tard comme cause prédisposante.

Ces causes qui existent dans la première enfance, existent aussi plus tard ; les excès répétés de table, et nous n'appelons pas seulement excès, ce qui amène une indigestion, ou des troubles marqués de l'acte digestif, mais encore ce manque de proportion entre la quantité prise et le besoin, entre la recette et la dépense. La qualité des aliments agit comme la quantité.

La façon de prendre les repas, sans ordre, sans heures fixes, des repas trop rapprochés succédant à des repas pris à de trop longs intervalles, les repas pris trop vite, sans mastication suffisante, que ce soit par manque de temps, par gloutonnerie ou à cause du mauvais état de la denture, sont encore des causes déterminantes.

L'insuffisance alimentaire agit aussi dans le même sens, mais elle est surtout une cause d'affaiblissement, de débilitation, et ce sont plutôt ces états qui agiraient.

L'alcoolisme sous toutes ses formes, soit qu'il agisse par la névrose qu'il crée, ou par la lésion locale qu'il produit.

Le caféisme, pour être moins connu, n'en exerce pas moins une action nuisible, soit qu'il agisse comme cause de réplétion, de surdistension après un repas, qui aurait laissé l'estomac à sa limite d'extensibilité normale, et alors toutes les infusions ont le même effet ; soit que chez les prédisposés nerveux, l'excitation passagère, n'amène une dépression exagérée de la motilité de l'estomac, ou même de l'état général.

Le tabagisme agit en anesthésiant, en paralysant presque l'estomac par ses alcaloïdes stupéfiants ; celui-ci se laisse distendre, perd de sa contractilité, et arrive à la dyspepsie et souvent à la dilatation.

Les troubles, les maladies dont les différents organes sont le siège, peuvent chez les prédisposés, occasionner des dyspepsies hyposthéniques.

Parmi les organes dont les troubles ont surtout une action nocive, nous devons placer les organes abdominaux.

Chez l'homme, certaines lésions des organes génitaux, certaines prostatites, certaines uréthrites ou uréthrocystites, engendrent chez les prédisposés des troubles nerveux, qui se traduisent par une dépression générale, et le plus souvent par une dyspepsie hyposthénique.

Chez la femme, les maladies de l'utérus ou des annexes, peuvent avoir les mêmes conséquences.

L'ectasie rénale, l'entéroptose produisent aussi la dyspepsie hyposthénique.

On peut juger de la valeur qu'a la lésion locale dans les dyspepsies, en voyant avec quelle facilité ces dernières cèdent, après qu'on a guéri ou fait disparaître, l'organe dont le trouble avait déterminé l'éclosion, de l'affection gastropathique.

L'anémie, la chlorose sont encore des causes déterminantes. La plupart des maladies fébriles et principalement la grippe, agissent dans le même sens.

En résumé, l'hérédité créerait l'état de myopragie de l'estomac, en ferait ce « locus minoris resistentiæ » les autres causes n'agiraient que comme causes déterminantes.

Anatomie pathologique. — Nous n'insisterons pas, sur l'état organopathique de l'estomac, au début de l'affection qui nous occupe, car cet état, à cause de la rareté des autopsies, et de la difficulté des préparations anatomiques de la muqueuse (Renaut, de Lyon), est peu connu. Hayem dit cependant qu'à la suite de ses nombreuses explorations, il est convaincu que tout estomac adulte, même parmi ceux qui ne se plaignent pas, est atteint de lésion. Il est vrai qu'il différencie cette lésion de la dyspepsie, qui n'est qu'une réaction individuelle, un ensemble de troubles fonctionnels.

Symptomatologie. — Nous l'avons vu, ce qui domine, ce qui caractérise les troubles de la dyspepsie hyposthénique, c'est la dépressibilité, l'affaiblissement, l'insuffisance fonctionnelle de tous les éléments de l'activité stomacale. L'étude que nous avons faite, des principaux symptômes et de la fonction stomacale nous permettra d'être bref.

Avant le repas, l'appétit est conservé, rarement exagéré ; plus souvent diminué, quelquefois jusqu'à l'anorexie, surtout dans les formes graves. Certains neurasthéniques craignant les malaises qui suivent le repas, ou, mal conseillés, s'abstiennent de manger, maigrissent, perdent leur force, leur courage, etc.

Quelquefois pendant, plus souvent peu après les repas, les hyposthéniques accusent une sensation de pesanteur, de compression, de gonflement. Cette dernière est souvent accompagnée de gonflement de l'estomac, du ballonnement du ventre; il se produit des éructations gazeuses, des renvois répétés qui, nous l'avons remarqué, se reproduisent d'autant plus fréquemment que les malades, en attendant un soulagement, obéissent au besoin, le provoquent même. Obligés par les convenances de se contraindre, ils finissent par ne plus en éprouver l'envie. Il en est du renvoi comme de la toux chez les tuberculeux, la volonté et une gymnastique appropriée, permettent de se débarrasser de ces deux symptômes gênants, sinon toujours pour le malade, du moins pour son entourage. Le renvoi, ne produit d'ailleurs pas toujours le soulagement espéré; cette échappée de gaz n'est réellement utile qu'aux estomacs qui, conservant presque intacte leur motilité, se sont laissés distendre par la quantité des matières ingérées. Il en est de même de ce besoin de se lâcher, de desserrer ses vêtements, même quand il y a distension stomacale, tant qu'on résiste au besoin on n'en est pas trop incommodé, mais le jour où, cédant, on se met à l'aise, surtout si on le fait à plusieurs repas de suite, on ne peut plus résister aux autres repas et il faut se déboutonner. Le gonflement et le ballonnement amènent une compression des organes intra-thoraciques, et, comme conséquence, la respiration est gênée, la face congestionnée, les malades ont une sensation d'engourdissement, de malaise général, de pesanteur de tête, ils sont somnolents, incapables de tout travail intellectuel, de faire le moindre effort pour se tirer de cette torpeur. Quelquefois il se produit des palpitations, un battement fort prononcé au creux épigastrique; quelquefois des vertiges, des obnubilations, des bouffées de chaleur, des bâillements répétés, un malaise, des énervements dont on ne peut dire la cause.

En outre de ces divers phénomènes, observés chez les ballonnés, les *flatulents*, il se produit encore du côté des organes
abdomidaux, du ballonnement du ventre, du tympanisme, de
la constipation, quelquefois très opiniâtre, et, comme conséquence, de l'entérite muco-membraneuse. Plus rarement, il
y a de la diarrhée, qui n'est le plus souvent qu'une débâcle,
survenant après la constipation exagérée ; elle est presque toujours précédée de coliques, de tranchées. Les hémorroïdes ne
sont pas rares, et, par le sang qu'elles donnent ou par les
souffrances qu'elles occasionnent, elles viennent encore noir-
cir le tableau.

Certains malades ressentent au creux épigastrique, une
douleur plus ou moins forte, à caractères variable, nous en
avons indiqué les modes et la signification à la séméiologie.
Cette douleur est due, à l'irritabilité spéciale et maladive de la
muqueuse stomacale, et surtout à la névropathie du dyspeptique. Il peut y avoir des aigreurs, du pyrosis provenant des
éructations qui se produisent, et qui sont l'indice d'un com-
mencement de stase. Les vomissements, comme les douleurs
aiguës, sont rares et toujours très près des repas. D'ailleurs,
c'est ici que nous devons insister sur le moment de production de tous les symptômes que nous venons d'énumérer, toujours, ou presque toujours, ils se produisent très peu de temps
après les repas, un quart d'heure, une demi-heure, une heure,
deux heures au plus, quelquefois avant la fin du repas ; ils
peuvent durer longtemps. L'état de la langue, ne donne que
des indications bien incertaines, elle est cependant le plus
souvent saburrale.

Au contraire, l'exploration de l'épigastre et du ventre,
renseigne sur l'état de distension, de ballonnement, et
montre qu'il n'y a pas du retard dans l'évacuation de l'estomac ou, du moins, pas de stase permanente.

Mais ce qui renseigne mieux encore c'est l'évacuation de

l'estomac par la sonde, qui montre les matières dans un état
de moins grande division que chez les individus sains, avec
en général moins de suc gastrique, mais sans fermentations
secondaires ; car, quoique s'évacuant paresseusement, l'estomac se débarrasse complètement, de son contenu dans
l'intervalle des repas, et ne permet pas ainsi, le temps et
les matières manquant, le développement de ces fermentations.

L'examen du repas d'épreuve, évacué une heure après
l'ingestion, confirme la diminution du tonus gastrique, en
nous montrant les aliments, moins divisés qu'à l'état normal,
et nous fait voir ce qu'il y a de plus important, la quantité et
la nature du suc gastrique. Cet examen nous démontre en
outre, qu'il n'y a aucune proportion entre la composition du
suc gastrique, et la symptomatologie. Rarement le secrétion
est normale, le plus souvent, mais à des degrés divers, les
éléments $A. T. H. C.$ sont diminués ; H est l'élément qui
subit le plus de variations, mais il est toujours au-dessous de
la normale, quelquefois $H = O$, il n'y a pas de virage aux
réactifs qualificatifs. C diminue aussi, mais dans de moindres
proportions, il y a donc, par conséquent, toujours $H + C >$ que
la normale par conséquent hypochlorhydrie.

C'est même à ce résultat qu'est due, pour les auteurs, qui
ne s'intéressent dans les dyspepsies, qu'à la sécrétion, la
classe des hypochlorhydriques ou des hypopeptiques.

A. L'acidité totale n'est augmentée que lorsqu'il y a stase
et souvent dilatation, ce qui ne nous intéresse pas. F. Les
chlorures fixes sont en général un peu augmentés. En
résumé, H diminué ou égal à O et T, le chlore total diminué
suffisent pour caractériser notre classe de dyspeptiques.

DIAGNOSTIC. — Après ce que nous avons vu à la séméiologie, aux diverses explorations, l'établissement du diagnostic

est facile, et si nous y revenons ce n'est que pour synthétiser, en une vue d'ensemble, ce que nous connaissons déjà.

La dyspepsie hyposthénique, se montre de préférence, chez les individus qui, prédisposés soit par hérédité gastrique directe, soit par hérédité nerveuse, ont été soumis à une ou plusieurs causes déterminentes, citées à l'étiologie. Ils ont en général au début, l'apparence de la santé, et ils la conservent longtemps malgré les désordres, qui paraissent troubler leur nutrition. Mais, malgré l'apparence de santé, ce sont des dépressifs, des apathiques. Ils sont portés au sommeil, même en dehors des digestions, ils bâillent souvent, subissent facilement l'influence des temps et des milieux, sont sujets à des pandiculations répétées.

Ils sont en général calmes, d'un caractère assez doux et s'isolent volontiers, ils tendant vers l'hypocondrie, il se cherchent tous les jours quelque nouvelle maladie, tous les symptômes de la leur sont pesés, discutés, le plus souvent exagérés, ils ne conviennent que difficilement de l'amélioration de leur état. Ils confinent à la neurasthénie, aux malades, aux petits papiers de Charcot, sans en avoir les stigmates.

Ils présentent avant, pendant et après les repas les symptômes que nous avons examinés, et l'analyse du suc gastrique, recueilli une heure après les repas d'épreuve, donne une diminution de T et surtout de H. Nous verrons avec les dyspepsies hypersthéniques les caractères, qui différencient ces deux syndromes.

MARCHE, PRONOSTIC. — La plupart, sinon tous les hyposthéniques étant des névropathes, et les lésions quand il y en a étant légères, la marche de l'affection n'est pas régulière et dépend beaucoup de chaque malade. Il y a des hauts et des bas, des périodes d'amélioration succédant à d'autres où il y avait eu aggravation, selon les soins et les dispositions du malade. Les fatigues, le surmenage, les peines morales, les préoccupations, en un mot, toutes les causes déterminantes de l'affection, aggravent l'état morbide. Au contraire le changement de vie, de milieu, surtout en mieux, le repos, le calme moral, les distractions, etc., etc., améliorent et quelquefois guérissent. Mais le retour aux mêmes causes, ramène encore la même affection.

Par elle-même, la dyspepsie, les causes qui l'ont fait naître existant toujours, n'a aucune tendance à guérir, on ne peut par conséquent indiquer une durée ; mais si on supprime les causes, si on la soigne bien, elle s'améliore toujours et guérit souvent ; dans tous les cas elle peut durer longtemps, sans que l'état général en souffre trop. Non traitée ou mal traitée, elle marche vers la dilatation avec stase, vers la gastrite, certains même prétendent qu'elle aboutit au cancer ? Elle est rarement mortelle, à moins que les vomissements, l'excès de douleur n'amènent l'inanition, ou que des complications, ne viennent aggraver l'état du malade.

TRAITEMENT. — Les limites de ce travail ne nous permettant pas de nous étendre longuement sur le traitement des dyspepsies hyposthéniques, nous nous bornerons à des indications sur le traitement de l'état général, sur l'alimentation et à l'énumération, des médications locales et symptomatiques.

Pour nous, l'état général prime l'état local, il n'y a pas une dyspepsie, il y a des dyspeptiques, qui sont presque tous des névropathes, sinon déclarés du moins en puissance. De plus, cette névropathie a une forme spéciale, une tendance plus ou moins prononcée à réaliser l'hypocondrie; dans tous les cas, les hyposthéniques sont des dépressifs.

Par conséquent, il faudra lutter d'abord contre cet état névropathique, cette dépression, cette hyposthénie générale, il faudra aussi combattre l'hérédité, la prédisposition. Nous aurons recours pour cela aux moyens hygiéniques, et principalement aux exercices physiques, à la vie au grand air, à l'hydrothérapie, au massage. Nous éloignerons les causes déterminantes, nous leur opposerons les moyens les plus propres à les combattre ; ainsi, au surmenage, nous opposerons le repos ; aux préoccupations, aux ennuis, aux peines morales, le calme, les distractions ; à l'irrégularité dans les repas, la régularité. Il faudra conseiller de manger lentement, de bien mâcher, à ceux qui mangeaient trop vite, qui avalaient sans mâcher.

Il faudra surveiller la nature, la qualité, la quantité des aliments, afin que l'estomac ne soit pas surmené, qu'il puisse se vider entre les repas, qu'il ne se produise pas de stase, de gastrite. Mais, s'il ne faut pas trop, il faut suffisamment, pour ne pas laisser les malades se débiliter.

Il faudra sinon supprimer complètement, du moins diminuer le vin, le café, le tabac, etc.

On s'occupera de soigner les organes malades, qui ont créé ou aidé la dyspepsie.

On combattra l'anémie, la chlorose, par les moyens appropriés, en ne perdant pas de vue l'état local.

On combattra la douleur, les vomissements, l'anorexie, par les moyens et les médicaments qui sont assez connus pour que nous n'ayons pas à insister.

Enfin, on n'oubliera pas que l'intestin, est utile à la digestion que l'estomac, que les troubles intestinaux pour ne pas être aussi apparents sont aussi nuisibles, et que, par conséquent, l'intestin doit être soigné au même titre que l'estomac.

Le médecin qui saura s'inspirer de ce qui précède, qui adaptera bien les agents aux indications particulières, qui aura en outre la confiance de son malade et saura la conserver, en s'intéressant à lui, en ne traitant pas, par le mépris, les multiples manifestations de l'hyposthénie, obtiendra des succès, quelle que soit la médication employée.

A ces indications d'ordre général, nous ajouterons quelques mots sur le régime et les médications.

Il convient comme règle de conduite, de conseiller des aliments tels, qu'ils puissent être utilisés, sans souffrance, ne demandant à l'estomac, qu'un minimum de travail, et qui laissent le moins de résidu possible.

Ils devront être en quantité suffisante, sans excès, et variés de façon à fournir les albuminoïdes, les hydrates de carbone et les graisses en proportion et en quantité convenable.

Ils devront être dépourvus, de propriétés irritantes, pour la muqueuse de l'estomac et de l'intestin, et ne pas contenir de produits toxiques.

De plus, tout en variant la façon de les présenter, on devra éviter les sauces trop compliquées.

Les diverses viandes, aussi divisées que possible, et selon les divers modes d'emploi, les œufs crus ou peu cuits, les laitages, certains poissons, surtout cuits à l'eau, certaines purées (lentilles, légumes frais), le pain bien cuit et rassis, constitueront les aliments, auxquels on aura le plus souvent recours.

Pas de crudités, pas de légumes secs, pas de viandes de conserves, et encore moins de viandes faisandées, ou de fromages faits. Pas trop de graisses, peu de soupes au pain, plutôt du riz, des semoules au lait, des purées de julienne, etc. Pas de pain trop trempé dans le café, dans le lait, dans le chocolat cuit. Pas de mouillettes dans les liquides.

On n'oubliera pas que pour les aliments, comme pour les médicaments il y a des idiosyncrasies, que certains estomacs supportent et digèrent facilement, ce que nous proscrivons, et ne peuvent s'accommoder de nos prescriptions.

On se rappellera aussi que, s'il y a constipation, les légumes

frais en purées, les raisins en quantité, un régime surtout
végétarien, celui de Dujardin-Beaumetz par exemple, conviennent très bien.

Comme boisson aux repas, pas trop boire, mouiller son vin,
le supprimer même dans les cas sérieux ; pas de lait qui est
généralement mal supporté, il empâte la bouche et diminue
l'appétit, les boissons chaudes (infusions de thé, d'oranger, de
tilleul), conseillées par G. Sée, conviennent très bien, mais
sont peu goûtées dans nos climats chauds. Les froides, surtout
les glacées, doivent être supprimées, leur excitation factice
est de trop courte durée, amène après elle le relâchement des
fibres de l'estomac, qui se contractent après, moins facilement.

Il faut éviter de boire, et de manger, dans l'intervalle des
repas, pour permettre à l'estomac de se vider avant le repas
suivant, surtout ne pas boire du lait au coucher, afin de ne
pas entraver, la digestion du dernier repas, en surchargeant
l'estomac, et éviter ainsi les conséquences d'une mauvaise
digestion la nuit.

Dans les cas graves, quand il y a stase, les lavages d'estomac, suivis du gavage avec la poudre de viande alcalinisée,
selon la méthode de Debove, donnent de bons résultats. Le
régime lacté absolu peut aussi être essayé.

Les médications physiques, sont d'une grande puissance,
et doivent être essayées, en tenant compte des indications de
l'état général, et en suivant les méthodes en usage. La gymnastique française ou suédoise, les exercices, principalement
les marches en terrain accidenté, l'hydrothérapie, le massage
général et encore plus le massage local; les enveloppements
froids, soit généraux, soit locaux, l'électrisation rendent à eux
seuls de grands services, ils relèvent les forces générales,
et partant la motilité de l'estomac et de l'intestin.

Le lavage d'estomac, suivi à une heure d'intervalle, d'un
second passage de la sonde œsophagienne, et du repas d'épreuve,

paraissent agir, comme moyen puissant d'excitation de la motilité de l'estomac ; le lavage de l'estomac est en outre un
excellent antiseptique, auquel on peut ajouter encore en puissance, en le faisant avec des solutions contenant des antiseptiques.

Les médicaments doivent être donnés pendant les repas ;
dilués avec les aliments, ils sont moins actifs qu'à jeun, mais
ne produisent pas, surtout sur certains estomacs à muqueuse
hypersensible, l'irritation suivie souvent de crampes, et de
vomissements, et avec le temps sûrement de gastrite.

Pour éviter l'accoutumance qui se produit fatalement avec
le temps ; et la gastrite, conséquence d'une excitation renou-
velée, trop souvent et trop longtemps, on ne doit donner les
mêmes médicaments, que pendant des périodes courtes,
suivies de repos, ou alternant avec d'autres médicaments, succédanés des premiers.

Médication apéritive. — Tous les amers : la noix vomi-
que, le quinquina, le quassia, la gentiane, le colombo, la camo-
mille, la germandrée, la sauge, l'écorce d'orange amère, etc.;
leurs dérivés : la strychnine, la quinine, le quassine, etc., etc.,
seuls ou mélangés, en poudres, en teintures, en infusions, mais
toujours donnés pendant les repas, sont très utiles comme
apéritifs. Ils agissent en même temps, en augmentant la sécrétion du suc gastrique, et la motilité de l'estomac.

Une préparation bien employée, et à juste titre, soit par
gouttes dans la boisson, soit dans le sirop d'écorces d'oran-
ges amères, ce sont les gouttes de Baumé.

Le condurango rend aussi des services.

Les solutions d'acide chlorhydrique chez les affaiblis, les
chlorotiques, les anémiques, dans la première période de la
tuberculose, font souvent naître l'appétit même quand les
amers ont été impuissants.

Dujardin-Beaumetz, a signalé dans les mêmes cas, l'action de l'arséniate de soude.

Médication stimulante de la sécrétion et de la motilité. — Je ne sépare pas la sécrétion de la motilité, parce que physiologiquement on n'a pas encore prouvé, d'une façon sûre, qu'il y ait des éléments qui agissent séparément, sur l'une ou l'autre de ces fonctions stomacales. Nous savons bien, que quelques auteurs, prétendent l'avoir fait, pour certains médicaments, mais leurs résultats sont controuvés, ou tout au moins discutés.

Les amers agiraient sur les deux fonctions, l'ipéca, l'émétine à faibles doses d'après M. A. Mathieu agiraient sûrement sur la motilité, le bicarbonate de soude à faible dose un peu avant ou pendant le repas, agirait autant sur la sécrétion que sur la motilité. Reichsmann a nié l'action sur la sécrétion.

Si l'interprétation de l'action, qu'exerce le bicarbonate, n'est pas uniforme, si elle est niée par les physiologistes, les thérapeutes, ne s'en servent pas moins aux doses et moments indiqués, et les malades ne s'en trouvent que mieux.

L'acide carbonique, paraîtrait agir sur la motilité, l'estomac se viderait plus rapidement.

L'acide chlorhydrique, tout en favorisant la peptonisation, retarderait l'évacuation du ventricule. Pour ceux qui ne s'occupent que de la valeur du suc gastrique, cet acide est l'élément le plus utile, et le médicament le plus employé.

Les boissons chaudes, agiraient principalement sur la motilité.

Médication agissant sur la sensibilité. — La morphine, la cocaïne, la belladone agissent comme sédatifs, l'acide carbonique, le bicarbonate de soude, le froid anesthésient la muqueuse et, indépendamment de leur action sédative, agissent sur les vomissements, qu'ils arrêtent le plus souvent.

L'évacuation gastrique par la sonde, ou le vomissement produisent la même action sédative. Le condurango, le chanvre indien, la jusquiame, l'eau chloroformée sont également calmants.

Autres médications. — L'action des substances pepsinogènes, des ferments digestifs, des peptones, a été tour à tour vantée, exaltée et niée.

Les hystériques, les mentaux, se trouvent bien de l'isolement, du massage, de la suggestion, et du gavage avec la sonde.

Une ceinture ventrière bien appliquée, soutenant sans comprimer le ventre, rend des services en cas d'entéroptose, de splanchnoptose, de rein mobile.

La rhubarbe, le sous-nitrate de bismuth, le benzonaphtol, le salol, la magnésie calcinée sont très utiles pour l'intestin, soit qu'on veuille l'aseptiser (action qui a été niée dans ces derniers temps) ou combattre la constipation, la diarrhée. L'anis agit sur les flatulences. Les lavements froids, les lavements chauds, les lavements médicamenteux, ont été successivement préconisés et combattus. Nous voudrions dire quelques mots sur les stations minérales et sur une entr'autres que nous connaissons bien (Vals), et qui offre en outre des avantages d'une gamme très étendue d'eaux alcalines, commençant aux eaux très faibles, ne contenant presque que de l'acide carbonique à toutes les pressions : (Marie, Pauline, Vivaraise n° 1, Gauloise, Renommées, etc., etc.), se continuant par des eaux plus fortes (Chloé, Sophie, Vivaraise, Farincourt 3, Béatrix, Progrès, etc.), et allant jusqu'aux plus fortes employées (Vivaraise 7 et 9, Précieuse, Marquise, Désirée, etc.), elle offre en outre, dis-je, les avantages d'un établissement hydrothérapique modèle, d'un climat exceptionnellement favorable, sauf du 15 juillet au 15 août, où la chaleur pendant la journée serait réellement incommodante, si les frais ombrages ne venaient la tempérer. Enfin, ce qui n'est pas à dédaigner, placée au centre de l'Ardèche (la France Bossue), elle offre des excursions très intéressantes, par la variété des paysages, et par les restes des époques qui nous ont précédés. Les limites de ce travail ne nous permettent pas, de payer un plus long tribut de reconnaissance à cette station, qui offre, aux vrais malades, toutes les ressources utiles à leur traitement.

Hypersthénie

La nature de l'hypersthénie est encore bien indécise, la lésion gastrique paraît être seule en cause, et a été constatée dans tous les cas suivis d'autopsie. Hayem n'en admet pas d'autres, elle paraît cependant dans quelques cas, surtout au début, être sous la dépendance d'un état nerveux. Quoi qu'il en soit, le symptôme dominant, qui fixe le diagnostic et donne au traitement son indication principale, est l'excès d'acide chlorhydrique dans le suc gastrique.

Cet excès d'acide chlorhydrique est tellement important, que quoique n'étant qu'un symptôme, pouvant appartenir à des affections diverses, il a été pris pour caractériser et dénommer l'affection, que nous allons étudier. A cette dénomination d'hyperchlorhydrie, Hayem avait préféré d'abord celle d'hyperpepsie et aujourd'hui celle d'hyperpepsie inflammatoire, Soupault celle d'hypersthénie, et Robin, celle d'hypersthénie gastrique.

Pour nous, nous préférons et nous adoptons la dénomination de M. Soupault, comme plus conforme à l'idée que nous nous faisons du syndrome qui nous occupe.

En effet, pour nous l'hypersthénie confine à une entité morbide, elle n'est pas seulement l'expression d'un état local à significations diverses, mais encore un complexus dépendant d'une manière d'être de l'individu, ayant une évolution et une symptomatologie bien définies, et un traitement spécial.

Aussi laissons-nous de côté, dans notre travail, l'hyperchlorhydrie en tant que symptôme accidentel ou constant, d'états morbides bien définis, dans lesquels, elle n'a d'autre signification, qu'une localisation banale.

Nous ne suivrons pas non plus, comme étant hors cadre, les affections, conséquences ou complication de l'hypersthenie, dans lesquelles l'hyperacidité, ou l'hypersécrétion continue ont remplacé l'hyperchlorhydrie.

ETIOLOGIE, PATHOGÉNIE. — Comme dans l'hyposthénie, l'hérédité gastrique, directe ou non, crée la prédisposition, cette myopragie stomacale, qui au lieu de se traduire dans l'hypersthénie, comme nous l'avons vu dans l'hypo, par une diminution dans la sécrétion, dans la motilité et même en un certain point de vue de la sensibilité, se manifeste au contraire, surtout au début de l'affection, par une exagération des fonctions stomacales. Cette exagération, n'est d'ailleurs que la traduction locale, de l'état d'excitabilité chez les hypersthéniques.

En effet, presque toujours névropathes, ces derniers sont généralement des expansifs, des exaltés, des excessifs, des originaux, des excentriques, jamais contents, toujours réclamants, ne se laissant pas facilement abattre, toujours actifs et intelligents, se passionnant facilement pour une idée, etc. En un mot ils sont les opposés des dépressifs, des hypocondriaques, des hyposthéniques.

La névropathie n'est pas toujours étiquetée ; quelquefois elle ne se manifeste qu'avec l'hypersthénie, quelquefois elle ne vient qu'après ; elle semble être alors la conséquence de l'affection gastrique et donne ainsi raison à ceux qui ne voient dans l'affection que la localisation gastrique : soit la lésion, soit l'hyperchlorhydrie. Mais, dans cette dernière hypothèse, comment expliquer que les mêmes causes, les mêmes manquements à l'hygiène, produisent chez les uns l'hypo, chez d'autres l'hypersthénie, et que d'autres enfin puissent tout se permettre, se livrer à tous les écarts sans avoir rien à redouter.

Pourrait-on mieux rendre compte du manque de relation existant entre la lésion, et les troubles qu'elle provoque ? ou entre le degré d'hyperchlorhydrie et la gravité de l'affection ? Et puisque, arrivés à l'âge adulte, nous sommes tous, d'après M. Hayem, plus ou moins atteints de lésion de la muqueuse gastrique, comment se fait-il qu'il y ait relativement, si peu de gens qui souffrent des troubles de la digestion ?

Nous admettrons donc que la prédisposition existe, et que la cause déterminante n'est souvent, que la goutte qui fait déverser le vase.

Ces causes déterminantes, soit générales, soit locales, sont les mêmes que celles déjà énumérées pour l'hyposthénie, nous ne voyons pas l'utilité d'en reprendre l'examen.

ANATOMIE PATHOLOGIQUE. — Certains auteurs ont voulu expliquer l'hyperchlorhydrie par la lésion stomacale, toute la dyspepsie dépendrait de la gastropathie. Korczinski, et Jaworski ont prétendu, qu'à la suite d'une irritation de la muqueuse stomacale, il y avait production d'une infiltration leucocytaire avec fluxion. Par suite de cette congestion, les éléments cellulaires des glandes, fonctionneraient d'une manière exagérée, et il en résulterait une augmentation quantitative et qualitative des sécrétions.

Il se produirait ainsi pendant la vie, sous l'influence du contact de ce suc acide avec les éléments des glandes, une digestion des cellules principales, tandis que les cellules de revêtement persisteraient. L'abondance du suc gastrique en-

tretiendrait une irritation continue, d'où naîtraient l'hypersécrétion et le catarrhe acide.

Pour Hayem, l'hyperchlorhydrie est corrélative de la transformation des glandes pyloriques en glandes peptiques, ou,
si l'on veut, de la disparition dans la constitution de la muqueuse gastrique, des glandes productrices du suc alcalin pylorique. L'irritation des cellules principales, paraît jouer dans
la production du phénomène, un rôle aussi important que la
lésion des cellules dites de bordure.

Renaut prétend, que les lésions examinées sur la muqueuse
stomacale, sont surtout des lésions d'autodigestion. Linossier,
Bourget, Ausset, Mathieu, pensent que, pour les cas où il
existe une altération bien nette, bien certaine de la muqueuse
gastrique, les altérations du chimisme peuvent être fixes,
mais que les troubles sécrétoires, peuvent dépendre aussi des
troubles fonctionnels purs et simples.

SYMPTOMATOLOGIE. — Ce qu'il y a de plus caractéristique,
dans la symptomatologie de l'hypersthénie, c'est l'apparition
tardive et régulière des symptômes, indiquant les troubles de
la digestion. Dans bien des cas, en effet, rien d'anormal ne
se produit, ni avant, ni pendant, ni après le repas, l'appétit
est conservé, quelquefois exagéré, le repas se passe bien et
n'est pas suivi de malaises ; les malades peuvent dormir ou se
livrer à leurs occupations habituelles, pendant les premières
heures qui suivent la sortie de table. Ce n'est que deux heures
et demie, trois heures, quatre heures après les repas, selon
les malades, et aussi selon la quantité et la qualité des aliments ingérés, que les troubles apparaissent, et cela que le
malade soit à l'état de veille ou qu'il dorme.

Ce ne sont d'abord que de simples malaises, des douleurs
erratiques dans tous les points du thorax, en avant, en arrière,
au creux épigastrique, à la pointe des omoplates, le long de

la colonne vertébrale, principalement dans la région dorsale,
ce sont des bâillements, des pandiculations, le malade, s'il
n'était déjà averti de ce qui va suivre, ne saurait à quoi im-
puter son mal, comment l'interpréter. Mais dès que les douleurs, les brûlures, avec tous les caractères déjà indiqués à
la séméiotique, apparaissent, le doute n'est plus permis, c'est
bien de l'estomac qu'il souffre, d'autant plus qu'à ces douleurs
intolérables, il s'y joint des regurgitations acides, du pyrosis,
des vomissements qui viennent souvent terminer heureusement la crise. Aussi le malade, instruit par le passé, n'hésite
pas, dans bien des cas, à les provoquer ces vomissements bien-
faisants. Malgré l'intensité de la douleur, il n'y a pas d'éléva-
tion sensible de la température, et le pouls se ralentit consi-
dérablement.

Cette véritable crise, dure plus ou moins longtemps, selon
le malade, selon la réplétion de l'estomac, selon la nature des
aliments ingérés, mais elle a toujours fini, au moins au début
de l'affection, avant l'heure du repas suivant ; et, dans tous
les cas, on ne perçoit pas du clapotage six ou sept heures après
les repas ; et l'estomac, sondé le matin à jeun, est vide. La
crise se reproduit régulièrement après chaque repas, à moins
que, par un traitement bien entendu ou par un changement de
vie, on ne l'atténue ou la fasse disparaître pour quelque temps.

On a interprété ces crises par l'hyperchlorhydrie, par une
hypersensibilité de la muqueuse gastrique, par une névralgie
du pneumogastrique, d'autant plus que plusieurs observateurs,
Peter, Soupault, Mossé, ont trouvé le nerf vague douloureux,
ce dernier a pu même soulager certaines crises gastriques par
la compression du pneumo.

Le tableau de l'hypersthénie n'est pas toujours aussi bien
indiqué ; outre que le malade peut n'éprouver que des malaises
épigastriques, des éructations, des bâillements, des pandiculations aux heures où se produit la crise, ces malaises peuvent

être encore perdus, au milieu des symptômes débutant plus tôt, finissant plus tard, et souvent comparables à ceux éprouvés par les hyposthéniques, en sorte que la crise n'est qu'esquissée, et ne peut être trouvée qu'en la recherchant attentivement.

Dans ces derniers cas, l'examen du suc gastrique s'impose. S'il n'était pas praticable, il faut doser l'urée, qui sera notablement augmentée, si le malade se nourrit bien, et expérimenter en même temps le traitement que nous indiquerons, qui amènera sûrement, au cas d'hypersthénie, le soulagement, et une amélioration notable.

Quand cet examen pourra se faire, et l'importance et la gravité de l'affection valent certainement la peine de l'imposer, non seulement à cause de l'éclaircissement du diagnostic, mais surtout pour la sûreté du traitement, qui a presque alors, la valeur d'un traitement spécifique.

Quand l'examen pourra se faire, il sera pratiqué une heure après le repas d'Ewald ; au cas d'hypersthénie on aura A variant de 2,50 à 3,25 pour 1000 et rarement au-dessous ; H sera supérieur à 0,50 pour 1000 ; C à 2 pour 1000 ; T à 3,15 pour 1000.

Dans certains cas l'hyperchlorhydrie est tardive, tandis qu'une heure après le repas H est faible et T et F élevés, une heure et demi ou deux heures après H a augmenté, est devenu supérieur à 0,50 pour 1000 et F a faibli ; ces cas rares, surtout au début de l'affection, nous montrent qu'il est quelquefois utile, de varier l'heure de l'examen.

Il y aurait cependant, en général, tendance à l'exagération du processus digestif, les matières albuminoïdes seraient plus vite digérées, l'évacuation de l'estomac dans l'intestin se ferait plus tôt, et sans pouvoir évaluer le tonus gastrique, on a pu observer quelquefois, dans l'agitation péristaltique de Kussmaul, qu'il était exagéré.

L'estomac et l'intestin sont rarement ballonnés au début, et l'intestin à cette période fonctionne normalement, plus tard la constipation est de règle.

Je ne reviens pas sur le tempérament de ces malades, j'ai assez insisté à l'étiologie, leur état général reste bon à moins que, mal conseillés ou pour éviter les douleurs, ils ne se privent de manger.

Nous ne pouvons terminer, sans signaler la tendance des hypersthéniques à manger vite, surtout quand, excités par la conversation, ils ne s'observent pas et s'abandonnent à leur naturel.

DIAGNOSTIC. — La manière d'être du malade, surtout si on l'oppose à celle de l'hyposthénique, la régularité et le moment d'apparition des symptômes douloureux, l'efficacité du traitement, l'augmentation journalière de l'urée, tant que l'alimentation se fait bien, voilà les indications qui permettront de peser le diagnostic, et de différencier l'hypersthénie de l'hypo, et des autres gastropathies.

Mais toutes les fois, et principalement quand il existera des doutes sur la nature de l'affection, qu'on pourra pratiquer, l'analyse chimique du contenu de l'estomac, après le repas d'épreuve, on ne devra pas hésiter à y recourir. Souvent ce ne sera qu'un surcroît de preuves, mais il pourra quelquefois, redresser une erreur commise ou à commettre, et donner la clef des insuccès antérieurs.

PRONOSTIC. — L'hyperchlorhydrie légère, guérira d'autant plus facilement, qu'elle sera traitée plus près du début ; mais il faut se méfier des récidives, et savoir qu'elle peut reparaître, après de longues périodes de guérison apparente. On ne doit jamais négliger les précautions hygiéniques, et éviter surtout les causes occasionnelles.

Mais il n'en est plus de même, quand l'affection existe depuis longtemps, les lésions et les dégénérescences qui se sont produites, rendent la guérison difficile pour ne pas dire impossible.

En effet, soit que la sécrétion hyperchlorhydrique soit la cause, par l'irritation produite, de la lésion de la muqueuse stomacale, soit qu'elle n'en soit qu'un effet, il existe de la gastrite parenchymateuse, et de plus les fibres de la musculeuse, relâchées ou dégénérées, par l'irritation sous-jacente, laissent se produire l'ectasie gastrique et la stase. Toutes complications qui sont encore guérissables en tant que lésions, mais, même guéries, empêchent les diverses fonctions de l'estomac, de reprendre leur régularité première, et représentent en même temps, un point faible pour l'avenir.

Certains auteurs, vont même plus loin dans les conséquences, et font dériver de l'hypersthénie, et cela avec quelque raison, l'hypersécrétion continue ou maladie de Reichsmann, et l'ulcère simple.

TRAITEMENT. — Nous n'aurons en vue dans le traitement, que l'hypersthénie simple sans complications.

Ici, comme pour l'hyposthénie, nous devons nous occuper de l'état général, sans cependant oublier que le traitement de l'état local a une bien plus grande importance, soit pour combatre les causes qui l'on produit, soit pour modifier la sécrétion et la lésion. L'hygiène et la diététique, si puissantes pour améliorer l'hypo, sont encore indispensables au traitement de l'hypersthénie.

Il faudra d'abord supprimer tous les surmenages, le repos physique et le calme moral et mental, doivent d'abord nous préoccuper, ici les exercices physiques, la gymnastique ont moins de puissance que chez l'hyposthénique, d'autant plus qu'il faut éviter de trop brûler, étant obligés la plupart du temps, à restreindre l'alimentation à la portion utile.

Cependant les changements de milieu, les promenades en voiture au grand air, les bains chauds, les distractions sont encore utiles.

Mais ce qui devra toujours préoccuper, c'est d'éviter toutes les causes d'irritation de la muqueuse gastrique, toutes les causes de production de l'hyperchlorhydrie. Aussi devons-nous, ici encore plus que pour l'hypo, surveiller et prescrire la régularité des repas, il faut manger lentement, bien mâcher, et insister sur cette prescription, ne pas interrompre les repas, manger autant que possible l'esprit calme, sans préoccupation. On devra surtout s'occuper de l'alimentation, ne pas craindre d'être précis dans la détermination de la nature, la quantité (le poids même), de la préparation des aliments.

Les albuminoïdes devront dominer dans le régime, comme étant plus facilement dissous, digérés, à cause de l'excès de l'HCl, et aussi, parce qu'il neutralisent pour ainsi dire cet acide, en se combinant avec lui. Ils devront être aussi divisés que possible, pour permettre avec le moins de travail possible de l'estomac, l'imbibition et l'évacuation dans l'intestin.

Pour qu'il n'y ait pas de dénutrition, au régime des albuminoïdes on devra ajouter, le moins possible il est vrai, des hydrocarbures et des graisses. Les viandes, les œufs, certains poissons, les laitages, les purées de lentilles, tels sont les aliments, auxquels il conviendra de recourir le plus communément; on y ajoutera du pain rassis, et en très petite quantité.

La boisson qui convient le mieux, à condition qu'elle soit bien supporté, c'est le lait : c'est un aliment complet, contenant en même temps que des albuminoïdes, des hydrates de carbone, des graisses et des sels, et enfin l'eau suffisante aux besoins de l'organisme. Quand le lait n'est pas supporté, l'eau tiède seule, ou en infusion tiédie et neutre, à principe actif négligeable, oranger, tilleul, doivent le remplacer.

On doit éviter : toutes les sauces irritantes, tous les mets faisandés, à cause des alcaloïdes toxiques, très irritants pour la muqueuse stomacale, qu'ils contiennent ; tous les condiments, le vin rouge, le café, l'alcool sous toutes ses formes.

Il faut n'administrer que le moins possible, surtout par la voie stomacale, les médicaments qui ont une action sur la muqueuse, les iodures, les bromures, les ferrugineux solubles, les tannins, les amers et leurs alcaloïdes, etc.

Schule (de Fribourg) recommande, immédiatement après les repas, une demi-heure de repos, couché dans le décubitus dorsal, tout en évitant le sommeil ; ce serait un bon moyen de stimuler la motilité de l'estomac, sans augmenter la sécrétion.

Lorsque les douleurs sont trop intenses, lorsque l'intolérance de l'estomac ne permet plus aucun aliment, on doit recourir au régime lacté absolu, alcalinisé à l'eau de chaux, une tasse toutes les deux ou trois heures, selon que l'estomac se vide plus ou moins vite, et tâcher d'atteindre au moins deux ou trois litres, par vingt-quatre heures. Le gavage par la poudre de viande fortement alcalinisée, selon la méthode de Debove rend encore des services.

On doit toujours surveiller la motilité de l'estomac, s'assurer s'il s'évacue dans l'intestin, dans l'intervalle des prises, pour ne pas laisser s'y accumuler, les aliments de plusieurs repas, et ajouter ainsi à l'hyperchlorhydrie déjà très nuisible, l'acidité de fermentation, qui l'est encore plus.

C'est, en effet, à cet excès d'acidité, que sont dues probablement, les douleurs et les lésions de la muqueuse, et avec le temps, l'altération de la motilité gastrique. Aussi devons-nous, non seulement comme nous venons de le faire, chercher à en diminuer la production, mais encore le neutraliser, quand il est produit.

Tous les alcalins et alcalino-terreux, sont aptes au point

de vue chimique à neutraliser l'acidité ; mais, au point de vue de l'estomac, il faut trouver un corps, qui, tout en agissant comme base, n'ait aucune action irritante sur l'estomac. Le produit convenant le mieux, serait celui qui, en neutralisant HCl au fur et à mesure de sa production, n'aurait par lui-même, ou par le produit, auquel il donnerait naissance avec HCl, aucune action nuisible. Des expériences très bien fai-tes, des observations prises avec beaucoup de soin, des dis-cussions entre des médecins également compétents, n'ont pu encore élucider l'action du bicarbonate de soude sur la mu-queuse, et nous renseigner sur la valeur de ce corps qui passe cependant, pour le plus utile et le moins malfaisant.

Il est certain que, donné en temps voulu, il neutralise HCl et empêche la douleur, à condition qu'il soit donné à doses suffisantes ; il reste à prouver que cette action bienfai-sante n'est pas détruite, par une production nouvelle d'HCl, due à l'excitation de la muqueuse par: soit le bicarbonate de soude, soit la réaction qui se produit entre l'acide ou les acides et le bicarbonate de soude, soit enfin par les nou-veaux composés : acide carbonique, chlorure de sodium, etc., résultant de cette réaction. Reichsmann nie toute action du bicarbonate de soude sur la sécrétion, il reconnaît seulement, qu'il tend à alcaliniser le suc gastrique déjà produit. Ma-thieu commente ses résultats, et les voit exagérés sinon er-ronés.

Quoiqu'il en soit, nous prendrons son action utile, tout en regrettant qu'elle ne soit que palliative, et ne nous avance pas vers la guérison. A quel moment et à quelle dose convient-il de l'employer ? Pour saturer l'acide chlorhydrique et éviter la douleur, la physiologie, si l'on admet que réellement, c'est à l'excès d'acidité qu'est due la douleur, nous donnera des in-dications que la clinique a confirmées. Selon la quantité d'ali-ments ingérés, le moment de production maxima d'HCl varie dans des limites très grandes, nous n'y reviendrons pas. Nous adopterons, trois heures et demie après un repas moyen, nous prendrons 12 grammes, comme production moyenne, d'acide chlorhydrique, contenu dans les quatre litres de suc gastrique, que fournit l'estomac, pendant les trois heures d'activité moyenne ; pour saturer ces 12 grammes, il nous faudrait 25 grammes de bicarbonate de soude. C'est la quantité, que Debove emploie, pour neutraliser le suc gastrique, dans l'ulcère rond ; il est évident, que ce n'est pas toujours facile, de faire ingérer d'aussi fortes doses, heureusement, qu'on arrive au résultat avec moins, et que, selon la gravité, des doses de 4 à 10 grammes, prises trois heures après le repas, suffisent.

On parvient d'ailleurs, par le tâtonnement, à fixer la dose qui convient à chaque cas. Il faut se rappeler que, lorsqu'on le donne, quand l'acide chlorhydrique est déjà produit, il y a un abondant dégagement d'acide carbonique, qui peut produire le ballonnement de l'estomac. Ce dernier, agissant brusquement sur le diaphragme, et comprimant les poumons, amène quelquefois des effets d'étouffement plus alarmants, que dangereux.

De plus, il ne faut pas négliger l'action irritante, du bicarbonate de soude sur la vessie et les reins ; cette action, qui a été niée par quelques auteurs, ne fait plus de doute aujourd'hui ; les douleurs provenant de cette irritation se font sentir, pour certains malades irritables, même en dehors de toute lésion.

On a employé, pour remplacer le bicarbonate de soude : le salicylate de soude, le benzoate de soude, qui joignent à leur action neutralisante la propriété antiseptique des acides ; le citrade de soude, certains sels de potasse, le chlorure et le bromure de calcium (ce dernier a réellement, dans certains cas spéciaux, une action sédative plus puissante que le bicarbonate) ; le carbonate de chaux précipité, d'un excellent usage s'il n'y avait à craindre les concrétions qui peuvent se former dans l'intestin ; l'eau seconde de chaux, très utilement employée pour alcaliniser le lait, mais d'un faible pouvoir alcalinisant ; on a voulu la remplacer par le saccharate de chaux, l'usage de ce dernier ne s'est pas étendu.

On a eu recours aussi, pendant quelque temps, à certains sels de strontium, carbonate, lactate, etc. La magnésie calcinée, le carbonate de magnésie, l'hydrate de magnésie, le phosphate ammoniaco-magnésien sont des succédanés utiles du bicarbonate de soude, qui peuvent alterner avec ce dernier ou le remplacer lorsque, soit par suite du dégoût qu'il peut produire ou pour toute autre cause, il ne peut être administré. La magnésie et le carbonate de magnésie, ont en outre une action utile sur la constipation, action qui, dans bien des cas, ne doit pas être négligée, mais sur laquelle on ne doit pas trop compter aussi.

Le salicylate de bismuth, le sous-nitrate de bismuth, le talc ont été employés, leur action sur l'estomac est toute mécanique ; donnés à assez fortes doses, ils tapissent la muqueuse et la préservent du contact du contenu stomacal. Leur action est encore utile pour l'intestin, où ils sont en même temps isolants et absorbants, et, dans une certaine mesure, antiseptiques.

L'action neutralisante, de tous les composés que nous venons d'énumérer, n'est pas seulement utile à l'estomac, l'intestin en bénéficie ; le suc pancréatique et peut-être aussi la sécrétion intestinale, ont plus d'action sur le chyme, sur les féculents et les sucres, contenus dans ce dernier.

Les eaux alcalines, et en général les eaux minérales, n'ont aucune action bienfaisante sur l'hypersthénie ; l'hydrothérapie, les bains chauds, au contraire, agissent puissamment comme sédatifs.

Si tous les moyens que nous venons d'indiquer, n'aboutissaient pas à calmer la douleur, il ne faut craindre de recourir à la cocaïne dissoute dans le lait, on y ajoute aussi de la morphine, des extraits de cannabis indica, de jusquiame, etc., mais toujours divisés, dans la plus grande quantité possible de liquide.

Il serait bon, comme complément à ce travail, de placer ici, les dyspepsies de la première enfance et leur traitement ; elles doivent être mises, le plus souvent, dans le cadre des dyspepsies hyposthéniques, et sont de plus une cause d'amoindrissement de la valeur stomacale, et agissent ainsi comme cause prédisposante des dyspepsies. Mais l'importance du sujet ne permet pas de l'écourter et encore moins de le tronquer, il faudrait alors nous livrer à un travail aussi long que celui que nous terminons, et cela n'entre pas dans les limites que nous nous sommes tracées.

Nous ne dirons rien non plus, des autres maladies organopathiques, qui peuvent simuler les dyspepsies, que nous venons d'étudier. Nous nous sommes étendu assez longuement, sur la symptomatologie, les caractères et les moyens d'exploration de ces dernières, pour en établir l'idendité clinique. Pour arriver à un diagnostic différentiel, il faudrait nous répéter, et pour être réellement complet, faire en outre : l'histoire clinique des gastrites aiguës et chroniques, des ulcères, du cancer, des dilatations de l'estomac, des gastralgies, du gastroxysis de Rossbach, de l'hypersécrétion continue de Reichsmann, sans oublier tous les états dyspeptiques, qui accompagnent ou qui suivent les maladies fébriles. Cela nous entraînerait trop loin, sans aucune utilité, n'ayant autre chose à en dire que ce que l'on trouve dans tous les traités classiques.

CONCLUSIONS

De l'étude que nous venons de faire, nous croyons pouvoir conclure :

1° Que la dyspepsie est une réaction individuelle, exprimée par des troubles fonctionnels, le plus souvent sans rapports avec l'état gastrique.

2° Qu'elle est héréditaire, sinon comme affection constituée, du moins comme myopragie stomacale, comme prédisposition, comme tendance.

3° Qu'elle traduit comme état local, soit qu'elle le précède, l'accompagne ou le suive, un état névropathique, classé ou non classé.

4° Qu'elle s'oriente vers l'hypo ou vers l'hypersthénie, selon la forme ou la tendance dépressive ou exaltée de cette névropathie.

5° Que par conséquent un symptôme local, pour si important qu'il soit, n'est pas toute l'affection ; que, tout en le considérant selon son importance, il ne doit pas absorber toute l'attention ni effacer tous les autres symptômes. Au contraire le diagnostic, dépend de l'ensemble des troubles observés.

6° Que, s'il est prudent de se servir de tous les moyens qui sont à notre disposition pour arriver au diagnostic, on peut la plupart du temps, déterminer l'affection, sans pratiquer l'exploration interne.

7° Qu'un traitement des dyspepsies, ne peut pas tenir en une formule, qu'il faut tenir compte du dyspeptique ; mais que cependant dans l'hypersthénie on peut, les indications étant bien posées, donner au traitement, presque la valeur d'une médication spécifique.

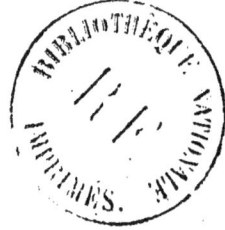